癌症战争

钱其军 著

朱航月 绘

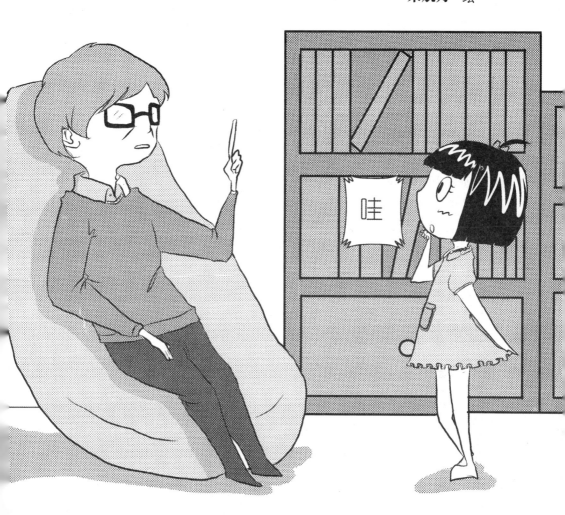

中国科学技术出版社

·北京·

图书在版编目（CIP）数据

癌症战争 / 钱其军著；朱航月绘 . —北京 : 中国科学技术出版社 , 2014.10
（2017.11重印）

ISBN 978-7-5046-6712-0

Ⅰ . ①癌… Ⅱ . ①钱… ②朱… Ⅲ . ①肿瘤学－普及读物 Ⅳ . ① R73-49

中国版本图书馆 CIP 数据核字 (2014) 第 224594 号

出 版 人	苏 青
策划编辑	杨虚杰 王晓义
责任编辑	侯满茹 王晓义
责任校对	凌红霞
责任印制	张建农
封面设计	刘雅坤
版式设计	刘雅坤

出 版	中国科学技术出版社
发 行	中国科学技术出版社发行部
地 址	北京市海淀区中关村南大街 16 号
邮 编	100081
发行电话	010-62173865
传 真	010-62179148
投稿电话	010-63581202
网 址	http : // www.cspbooks.com.cn

开 本	710mm×1000mm 1/16
字 数	100 千字
印 张	7.25
印 数	23001—43000 册
版 次	2014 年 10 月第 1 版
印 次	2017 年 11 月第 3 次印刷
印 刷	北京盛通印刷股份有限公司
书 号	ISBN 978-7-5046-6712-0/R · 1785
定 价	25.00 元

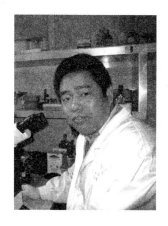

钱其军，1964年出生，浙江嵊州人，医学博士，教授、博士生导师。现任上海第二军医大学东方肝胆外科医院肿瘤生物治疗中心主任、第二军医大学肿瘤生物治疗诊治中心主任，上海细胞治疗研究院院长，上海细胞治疗工程技术研究中心主任，浙江理工大学新元生物医药研究所副所长，浙江省基因治疗中心常务副主任。

1999年，入选上海市科技启明星计划；2006年，入选浙江省"新世纪151人才工程"第一层次培养人员；2009年，获得国家杰出青年基金资助；2009年，被评为上海市领军人才；2010年，被评为上海市优秀学科带头人；2010年，入选浙江省"新世纪151人才工程"重点培养人员。现兼任中国医师协会肿瘤防治规范化培训工作委员会常务委员、中国医药生物技术协会基因治疗分会常务委员及医药生物技术临床应用专业委员会常务委员、中华医学会肿瘤学分会肝癌学组委员、中国抗癌协会肿瘤生物治疗专业委员会委员、《中华肿瘤杂志》编委、《中国肿瘤生物治疗杂志》编委、《癌症》杂志编委、《中国组织工程研究与临床康复》杂志首席编委，*Oncogene*，*Gut*，*Human Gene Therapy*，*Mol Cancer Ther*，*Acta Pharmacologica Sinica* 等杂志特约审稿人。

其开发的两项免疫细胞治疗肿瘤新技术进入临床治疗试验，获得国内首张细胞治疗临床应用批文并成立了上海市细胞治疗工程技术研究中心；最早提出了肿瘤基因－病毒治疗新策略研究者之一。该策略结合了传统的肿瘤基因治疗与病毒治疗的双重优势，在国际首次提出全长抗体基因治疗策略。

作为负责人，承担国家自然科学基金杰出青年科学基金1项、国家自然科学基金国际合作重大项目1项、国家自然科学基金重点项目1项、国家自然科学基金海外杰出青年项目1项、国家自然科学基金2项及国家"863"项目2项、艾滋病和病毒肝炎等重大传染病的防治重大专项子项目3项、重大新药创制专项子项1项及上海工程技术研究中心项目1项。共发表国内外文章150多篇，其中SCI-E收录论文61篇；获专利授权11项，其中美国发明专利1项、中国发明专利10项。

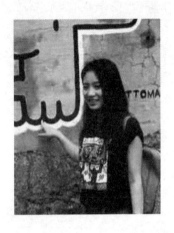

朱航月，女，1991年出生，祖籍安徽省南陵县。现为日本东京工艺大学漫画学科在读生。业余爱好是偶尔写点穿越文学作品，在国内时曾经签约晋江文学网。

和漫画这个职业结缘，始于初中。那时，父亲向我介绍了一个名为宫崎骏的导演制作的《幽灵公主》。从此，对漫画的热爱便一发而不可收。于是，在高中毕业后想要进入动画业界制作动画。可以说，现在的漫画专业是个美丽的错误，考上东京工艺大学是我意想不到的收获。阴差阳错之下，闯入了漫画的世界，发现自己还乐在其中，于是便决心要走出一条路来……

第一次跟科学家合作做癌症方面的漫画，很担心自己做不出来，中间差点坚持不住放弃了。所幸，得到大家的帮助和鼓励，终于挺下来了，非常感恩。

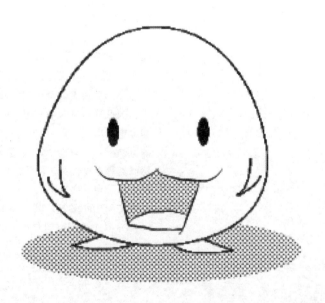

序　一

一场医生与患者并肩的战役

抗癌治癌在过去几十年来一直是我们医务工作者孜孜探索的重点领域之一，在无数人的携手努力下取得了巨大的进步。这种进步体现在手术水平的不断提高上，也体现在治疗方式多样化、治疗药品丰富化、辅助治疗成熟化以及治疗模式系统化上。尤其可喜的是，不断成熟的免疫细胞治疗为攻克癌症提供了强有力的武器。我们很欣慰地看到，很多癌症患者能够获取更长的生存期，并有较高的生活质量。这些进步给医生和患者带来了更多的希望——大家在应对癌症的问题上可以不必"谈癌变色"，而是展现出更为积极进步的态度，共同应对，联手抗癌。

随着物质生活的不断丰富和文化生活水平的不断提高，人们对于自身健康的重视程度日益提高。这其实是一个极好的契机——让人们知道对抗疾病不仅仅是靠医务人员单方面的努力，更是一项全民的"普及运动"。我们在强调享受医疗服务与"遵医嘱"的同时，还要明白自己是对抗疾病的主体，要对自己的健康和生命负起应有的责任来，做到充分了解、积极应对、主动出击。医生有责任了解相关领域的最新前沿信息，为患者带来最先进科学的治疗方案。患者也有必要掌握一定的疾病知识，配合医生，争取最优的疗效。

在我多年的行医经历中，屡屡遇到患者对疾病和治疗手段几乎完全不知情，因而产生了惊恐绝望以及对医务人员及治疗方案困惑不解的情况。让患者知晓疾病的概念和治疗的理念，让医生掌握癌症综合治疗的全貌和最先进的治疗手段，无疑是目前癌症治疗领域中需要完成的两大迫切任务。

在看到《癌症战争》这本书稿时，我感觉到这是一本应时之作，我们的医务工作在这一方面取得了巨大进步——这本书摒弃了晦涩难懂的医学术语，用朴实易懂的语言、幽默简明的漫画，为读者阐述了肿瘤的发生、发展及治疗过程，带来了科学的、先进的、系统的抗肿瘤知识，能够有效地起到科普教育的作用。我认为，这样一本书，无论是作为医务人员的入门教材，还是作为普通人群的科普书籍，都是恰如其分的和值得肯定的。

中 国 科 学 院 院 士
国家最高科学技术奖获得者
著 名 肝 胆 外 科 专 家

2014 年 9 月 11 日

序 二

抗癌之役中的高精尖战争

我们对癌症的科学性认识以及系统性治疗已经有了几十年的历史：从一无所知的"谈癌色变"到从基因层面的认知；从盲目迷信的古老治疗方式到系统性、针对性的治疗手段，再到中西医结合融会贯通。我们对于癌症的认识在层层深入，对于癌症的治疗对策在不断优化。

然而，遗憾的是，尽管在癌症治疗领域汇集了世界上最智慧、最勤奋的头脑，我们仍未能彻底地战胜癌症。迄今为止，手术仍被认为是根治癌症的唯一手段。对于晚期转移性癌症而言，尽管有放射治疗，化学药物疗法乃至靶向疗法等治疗手段，我们现在能实现的仍只是尽量延长患者的生存时间。更不能忽视的是，传统的治疗手段给患者带来巨大的身心痛苦及经济负担，严重影响患者的生存质量。

当我们苦苦寻求外力抗癌而没有结果时，似乎应该回到人体自身机制来看待抗癌的问题：我们自身的免疫系统不光具有抵御入侵者的作用，还有强大的自我监控纠错功能，从而守护我们的健康。我们为什么不想办法增强自身免疫系统来对抗癌症呢？这一全新视角已经给我们带来了莫大的希望和惊喜——2011 年，诺贝尔生理学奖或医学奖评审委员会将这一崇高的奖项颁布给了三位科学家以表彰他们"发现免疫系统激活的关键原理，革命性地改变了世人对免疫系统的理解"。

目前，我们已经找到了癌细胞表面特异表达的抗原，亦即癌细胞的"身份证"，有助于机体的免疫系统识别这些体内的"异端分子"。我们找到了强化机体免疫系统的方法，用先进的"武器"武装我们的免疫细胞，能够给予"异端分子"以强有力的打击。最为美妙的是，在动员自身的免疫系统与肿瘤细胞恶势力作战的同时，我们并不会给身体添加额外的负担，患者亦不必再承受那些痛苦而又伤身的毒副作用！

　　《癌症战争》一书，以图文并茂的形式，深入浅出地阐释了肿瘤发生及治疗的各个环节，其内容丰富"前沿"而且表述通俗易懂，能够帮助读者迅速入门，了解肿瘤治疗领域的发展历史及最新进展。无论作为科普读物还是专业的教学类书籍，都不失为一本值得细品的好书。

　　诚然，肿瘤治疗方法的研究并不会止步于此，我们还没有完全战胜癌症这个"魔头"，但这是一个光明的方向。我们将不断追寻、不断挑战，直到某一天，癌症不再是盘旋人间的阴霾，不再给人们带来天人暌违的痛苦。

中 国 科 学 院 院 士
乌 克 兰 科 学 院 外 籍 院 士
第 三 世 界 科 学 院 院 士

2014 年 4 月 10 日

写在前面的话

当今，人类被癌症肆虐，已经几乎没有人能幸运地置身事外了。

癌症患者饱受病痛煎熬，周围亲朋好友则伤感和不安，不知道癌魔什么时候也光顾自己。

然而，人类是唯一具有智慧的生命。为了追寻癌魔的踪迹，科学家们竭尽全力探索，已经有希望完全揭开癌魔的神秘面纱。要看清癌魔的真实面目、看透癌魔的前世今生，且听笔者慢慢道来。

人类是大自然的杰作，作为生命种群、繁衍生息，世代生存；作为个体，每一个人从胚胎发育成胎儿、出生后从婴儿、幼儿成长为少年、青年、中年、老年……这个过程完全依赖于构成人体的组织细胞通过新陈代谢来实现的。各种组织细胞严格依照遗传信息分裂增殖出新的年轻细胞替换衰老细胞来维持正常功能。然而，实际上在分裂增殖过程中难免受到种种因素干扰而产生数量极少的和原来不一样的细胞，它们消耗营养却不能像正常细胞一样工作。它们有的像进入暮年的老人慢慢走到生命的终点，有的却会不断地分裂增殖和迁徙到身体的各个地方，后者就是癌症的始作俑者——癌细胞。就像每个国家都有坏人和罪犯，每一个人体内都难免有极少量的癌细胞。但现实中并非每一个人都会患癌症——即便在癌症肆虐的当今。当人们在庆幸自己面临癌魔却没有中枪时实在应该好好感谢自己的免疫系统的细胞和分子。它们如同一支强大的军队时刻打击犯罪和恐怖分子，捍卫自己国家的安全和稳定秩序，在你不知不觉中随时为你清除那些不正常的细胞，包括癌细胞，保持你身体的健康状态。

也许你已经猜到在我们体内癌细胞的天敌就是免疫系统的细胞和分子。它们之间发生了什么呢？什么原因呢？科学家和医生如何参与其中呢？结果怎样？怎样给人体正能量呢？相信你一定很渴望知道这一连串问题的答案，不论你是癌症患者、患者的亲朋好友、健康人士、抑或临床医师。

身为上海第二军医大学东方肝胆外科医院肿瘤生物治疗中心主任、第二军医大学肿瘤生物治疗诊治中心主任，上海细胞治疗研究院院长，在癌症生物治疗研究领域和免疫细胞治疗临床实践中摸爬滚打数十载，笔者有太多的专业方面的知识、信息和新发现想与大家分享，于是联手大学漫画专业学生为大家奉献了这本漫画书《癌症战争》，她以形象生动、大家喜闻乐见的漫画形式，帮助大家理解深奥，晦涩难懂的一些有关癌症的医学专业知识。本书第一章：癌症概述；第二章：癌症的产生；第三章：（癌症的）传统治疗法；第四章：（免疫）细胞治疗；附录部分包括：预防癌症的10项措施；警惕：身体的16个癌症信号；世界卫生组织公布的关于癌症的10个事实。

相信你能在本书中找到你想要的答案，了解和掌握一些必备的抗癌医学知识，及时了解癌症治疗研究最新成果。这些也许能帮助你避开或解除癌魔的纠缠、捍卫自己的身心健康。

感谢吴孟超及刘新垣院士的大力支持，感谢中国微生物学会杨海花副秘书长及病毒学报编辑部王玉梅主任的热情引荐，我们才能和中国科学技术出版社结下这个不解之缘，感谢中国科学技术出版社社长助理杨虚杰带领同事们在本书编辑出版和发行中给予的大力支持与帮助，感谢熊英医师、金华君副教授、吕赛群博士及朱洋洋等所有本书编辑参与者为此付出的巨大努力。

钱其军

2014年9月

目 录

第一章　癌症概述

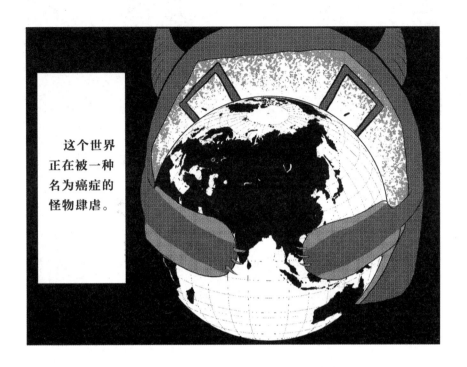

这个世界正在被一种名为癌症的怪物肆虐。

马云在2013年2月的亚布力演讲中说道：
相信十年以后癌症困扰每个家庭

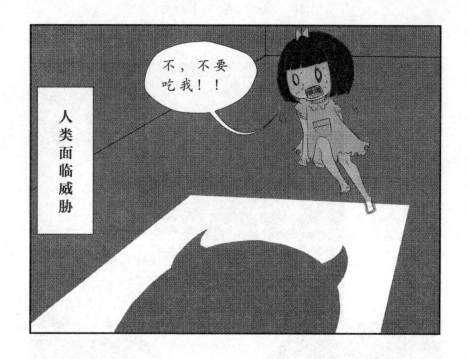

人体均是从一个受精卵发育而来的。为什么会有威胁人类健康的癌症？癌细胞是如何产生的？

人们对癌症充满了恐惧。在人体内，每天都在发生着免疫细胞对抗癌细胞的战争！

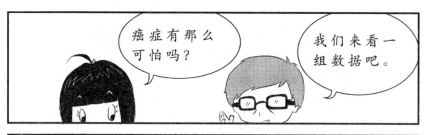

就全球来看：癌症的年发病人数将从2008年的1270万增加到2030年的2220万，将增加75%。

在美国，随着年龄增加，癌症发病率急剧上升，超过70岁者，差不多有一半是患癌幸存者。

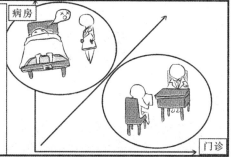

《2012中国肿瘤登记年报》对外发布："我国每年新发肿瘤病例约为312万例，平均每天8550人；每分钟有6人被诊断为癌症，有5人死于癌症。人一生患癌概率为22%。"

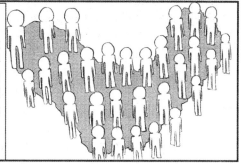

在上海市区，癌症发病率比20年前上升近一倍。每年上海市新发癌症病例约5.2万例，目前共有癌症患者约23万，每10个死亡的上海人中有3人死于癌症，其中1人死于肺癌。

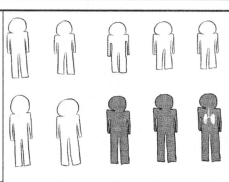

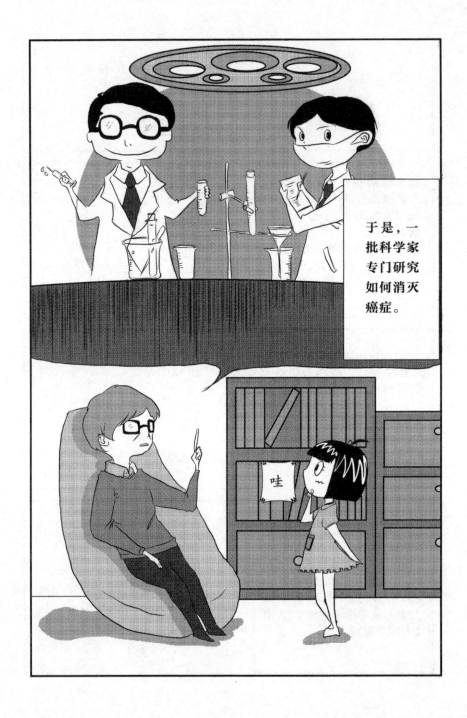

于是，一批科学家专门研究如何消灭癌症。

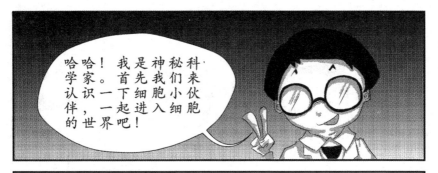

哈哈！我是神秘科学家。首先我们来认识一下细胞小伙伴，一起进入细胞的世界吧！

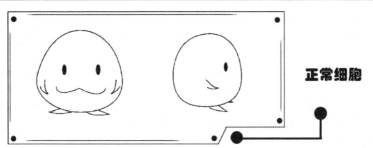

正常细胞

正常细胞：成人身体大约有100万亿个细胞，人的生长发育是依靠细胞增殖、分化与凋亡来实现的。这个过程是一个高度受控，相互连续、有序的过程。不同类型的正常细胞在人体中执行各自的生理功能。

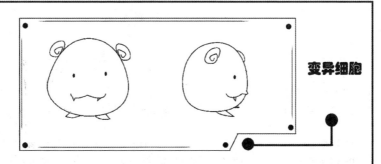

变异细胞

变异细胞：有些正常细胞在分裂增殖的过程中会出现差错，细胞内部脱氧核糖核酸（DNA）的突变导致了细胞变异的产生。如果这些变异细胞发生突变的DNA是在功能相关基因上，则会引发多种疾病。

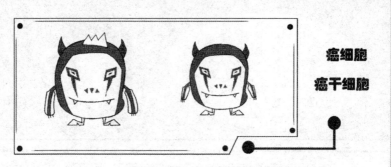

癌细胞
癌干细胞

癌细胞：由正常细胞在癌症相关基因上发生DNA突变演变而来的细胞群，表现出细胞增殖失控和侵袭并转移到机体的其他部位生长这两个基本特性。

癌干细胞：存在于肿瘤中的一小部分具有干细胞特性的细胞亚群，具有无限自我更新、增殖、转移和抗化学毒物损伤的能力。它的存在是导致肿瘤化疗失败的原因。癌症治疗时，如果不把癌干细胞彻底清除，癌症在免疫力下降时容易复发和转移。

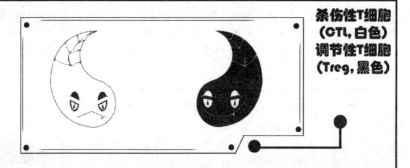

杀伤性T细胞
（CTL，白色）
调节性T细胞
（Treg，黑色）

杀伤性T细胞（cytotoxic T lymphocyte, CTL）：又称细胞毒性T细胞，是具有免疫杀伤效应的功能亚群，能特异性识别抗原，对靶细胞进行杀伤。

调节性T细胞（regulatory T cell, Treg）：是具有免疫负调节作用的T细胞群体，可导致免疫抑制代谢产物产生，或干扰抗原提呈细胞活性，还可通过与效应T细胞接触或分泌转化因子β（TGF-β）、白细胞介素-10(IL-10)免疫抑制因子抑制效应T细胞活性。

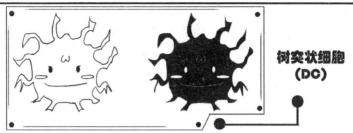

树突状细胞
(DC)

树突状细胞（dendritic cell, DC）：是抗原提呈细胞中功能最强大的一种，是唯一能够刺激初始型T细胞（naive T cells）活化和增殖的抗原提呈细胞，能摄取、加工处理并提呈抗原，激发机体产生免疫反应（白色DC）。

黑色DC，亦称调节性DC，是一个负向免疫调控和免疫应答发挥作用的DC亚群，通过领导Treg起免疫抑制作用，抑制T细胞的活化与增殖。

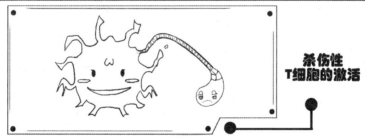

杀伤性
T细胞的激活

杀伤性T细胞的激活：DC经抗原提呈作用活化杀伤性T细胞，活化后的杀伤性T细胞能特异性识别靶细胞，对靶细胞进行直接、连续、特异性的杀伤。

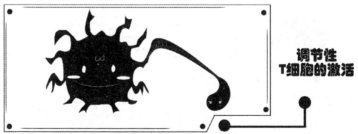

调节性
T细胞的激活

调节性T细胞的激活：激活的调节性T细胞及骨髓来源的抑制细胞在癌细胞周围形成一个保护癌细胞的微环境，通过接触抑制的方式抑制T细胞的活化与增殖。

本章部分名词解释参考自：
翟中和、王喜忠、丁明孝. 细胞生物学（第四版）. 北京：高等教育出版社, 2011.
何维. 医学免疫学（第二版）. 北京：人民卫生出版社, 2010.

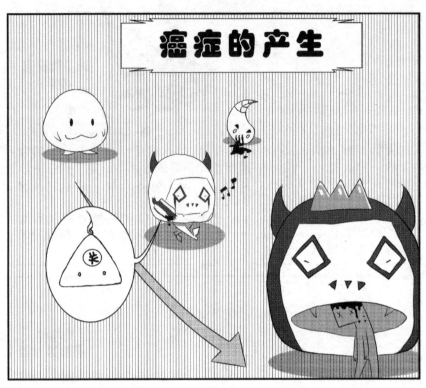

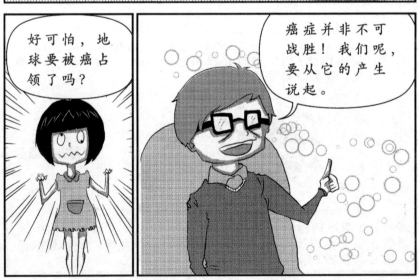

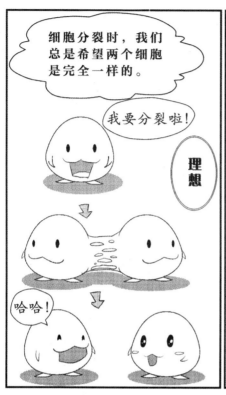

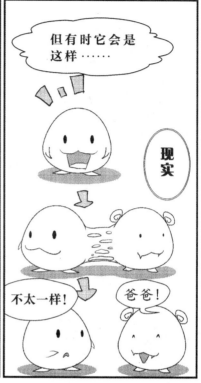

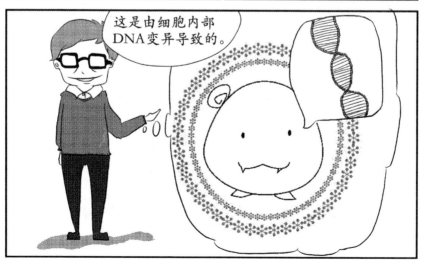

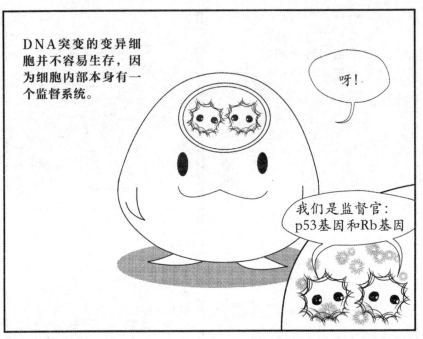

DNA突变的变异细胞并不容易生存，因为细胞内部本身有一个监督系统。

呀！

我们是监督官：p53基因和Rb基因

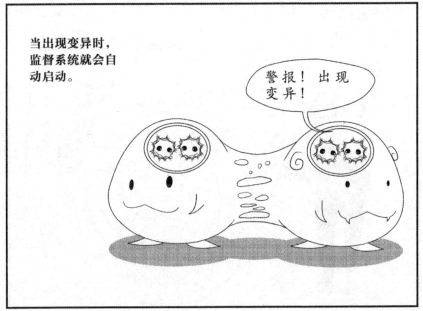

当出现变异时，监督系统就会自动启动。

警报！出现变异！

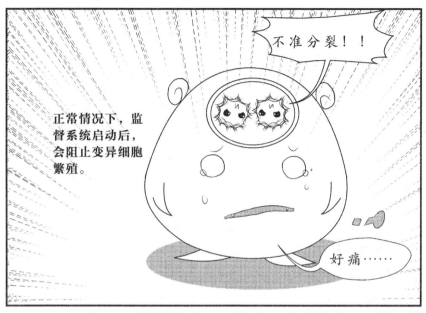

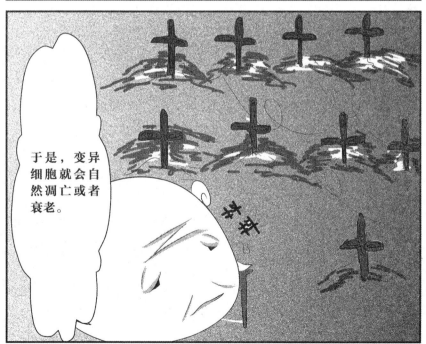

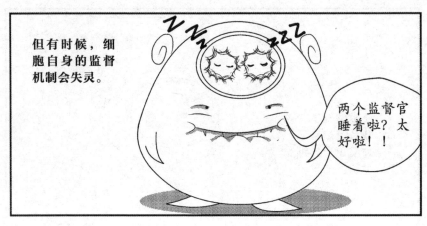

但有时候，细胞自身的监督机制会失灵。

两个监督官睡着啦？太好啦！！

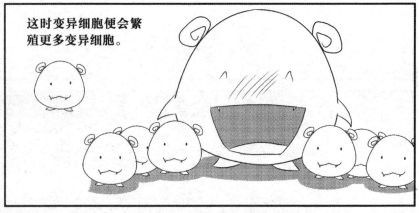

这时变异细胞便会繁殖更多变异细胞。

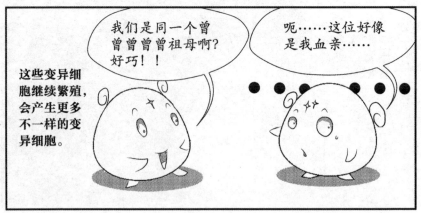

这些变异细胞继续繁殖，会产生更多不一样的变异细胞。

我们是同一个曾曾曾曾祖母啊？好巧！！

呃……这位好像是我血亲……

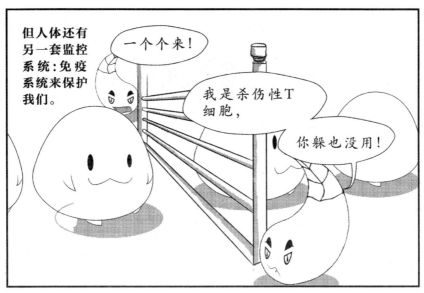

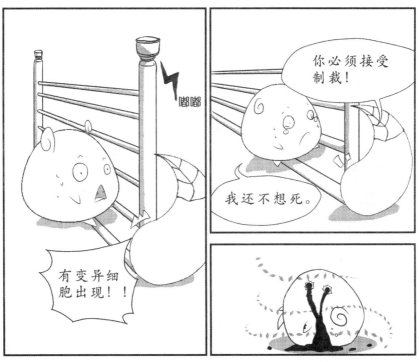

13

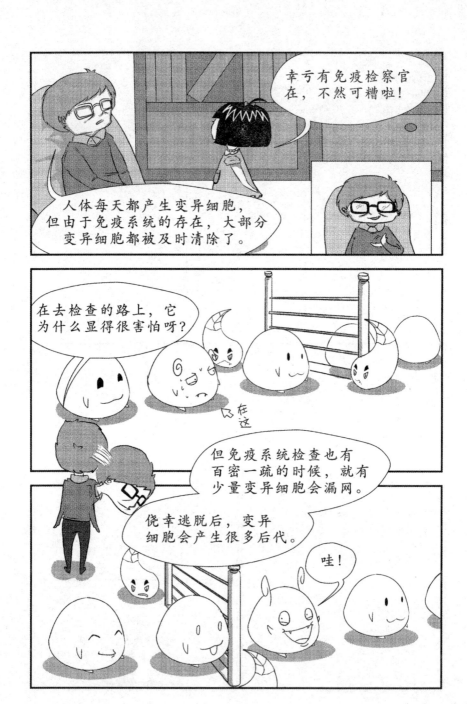

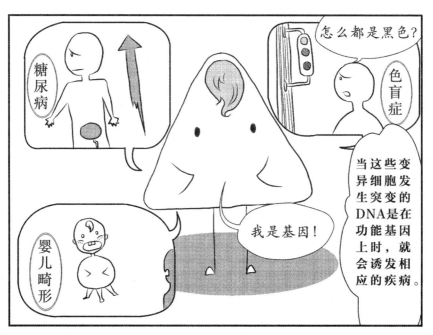

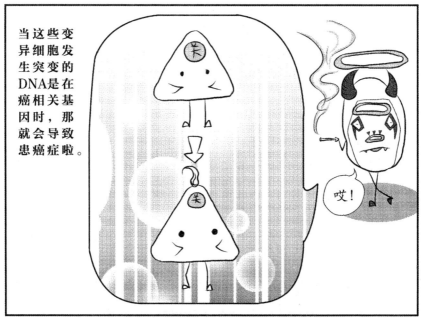

15

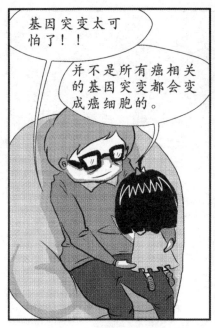

基因突变太可怕了！！

并不是所有癌相关的基因突变都会变成癌细胞的。

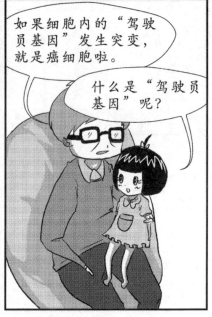

如果细胞内的"驾驶员基因"发生突变，就是癌细胞啦。

什么是"驾驶员基因"呢？

基因链上有很多种基因。其中有与癌细胞产生明显相关的重要基因。这些基因往往是与细胞生长、增殖、侵袭相关的关键基因，称为驾驶员基因。

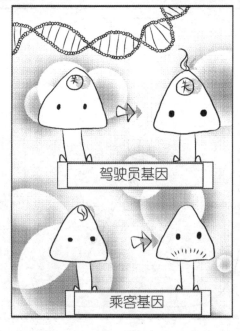

与癌细胞产生无明显相关的基因称为乘客基因。

驾驶员基因

乘客基因

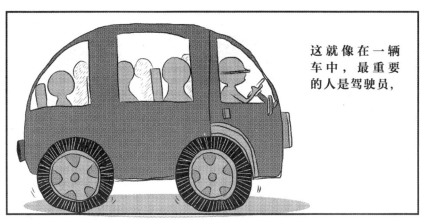

这就像在一辆车中，最重要的人是驾驶员，

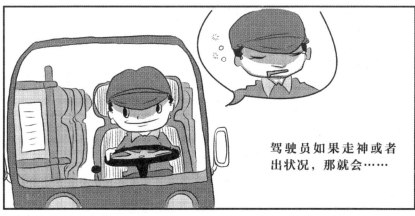

驾驶员如果走神或者出状况，那就会……

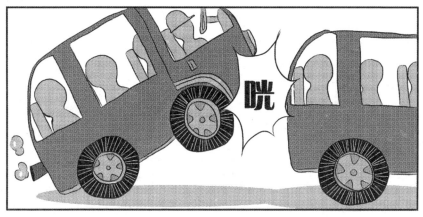

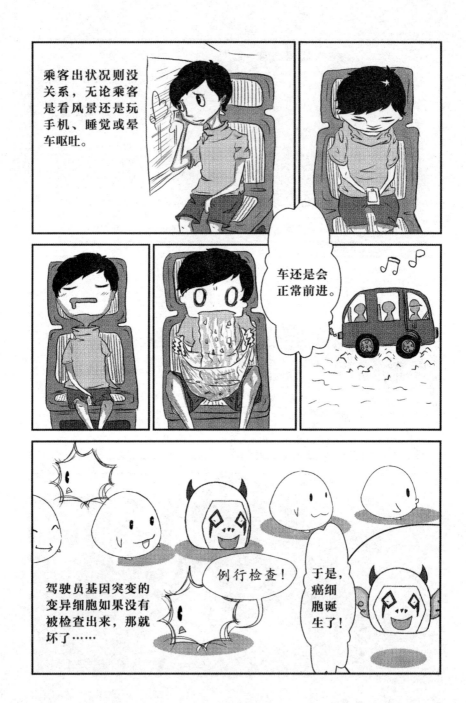

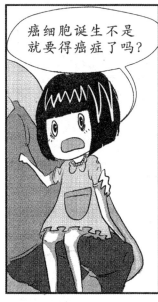

癌细胞诞生不是就要得癌症了吗？

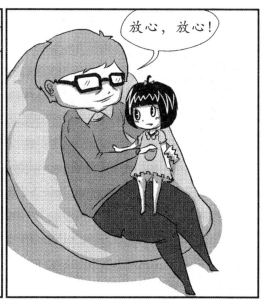

放心，放心！

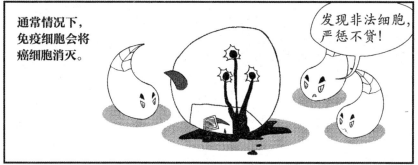

通常情况下，免疫细胞会将癌细胞消灭。

发现非法细胞，严惩不贷！

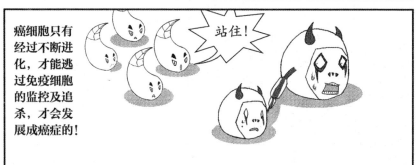

癌细胞只有经过不断进化，才能逃过免疫细胞的监控及追杀，才会发展成癌症的！

站住！

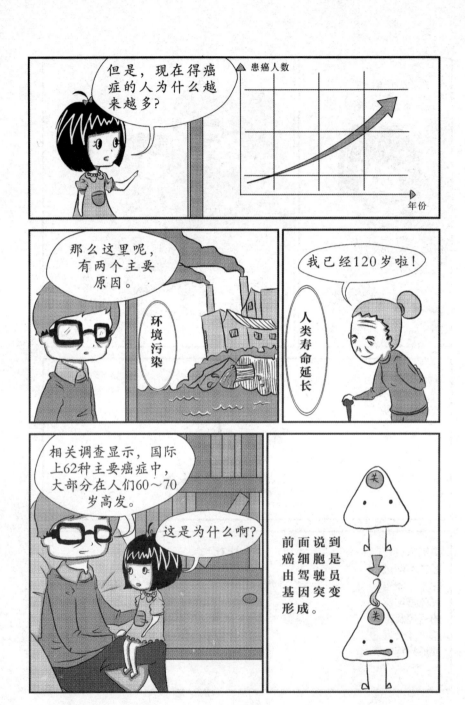

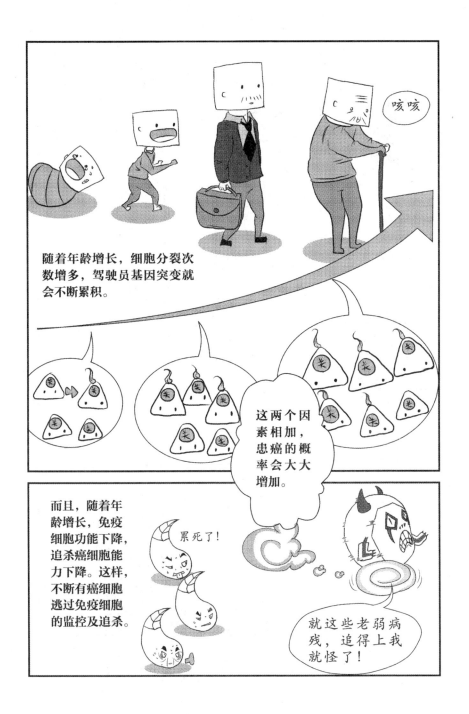

随着年龄增长，细胞分裂次数增多，驾驶员基因突变就会不断累积。

这两个因素相加，患癌的概率会大大增加。

而且，随着年龄增长，免疫细胞功能下降，追杀癌细胞能力下降。这样，不断有癌细胞逃过免疫细胞的监控及追杀。

累死了！

就这些老弱病残，追得上我就怪了！

21

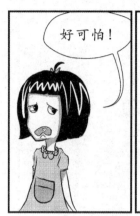

好可怕！

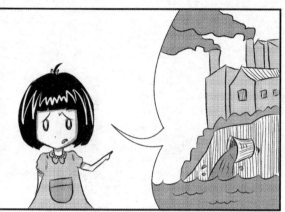

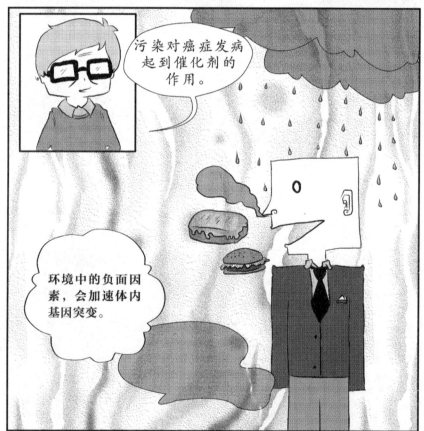

污染对癌症发病起到催化剂的作用。

环境中的负面因素，会加速体内基因突变。

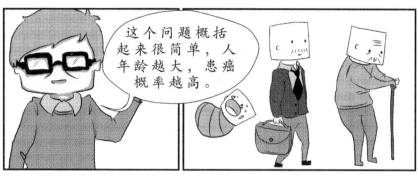

这个问题概括起来很简单，人年龄越大，患癌概率越高。

污染加快突变，使患癌年龄提前；原本70岁或80岁患癌却在40岁到50岁就患癌。

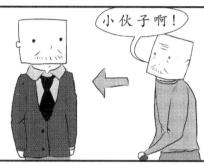

小伙子啊！

原本只是一些身体弱的人才会早早得癌症。而大范围的污染，对人体的危害才是最可怕的。

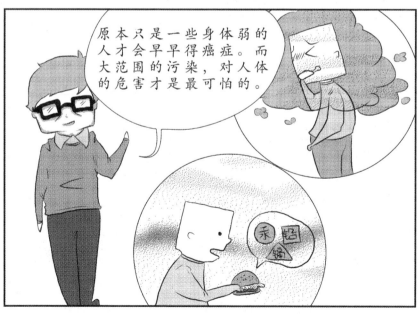

汞 镉 铝 铅

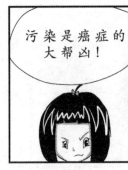

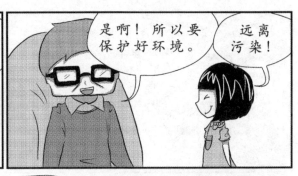

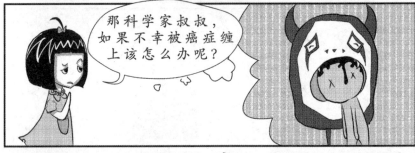

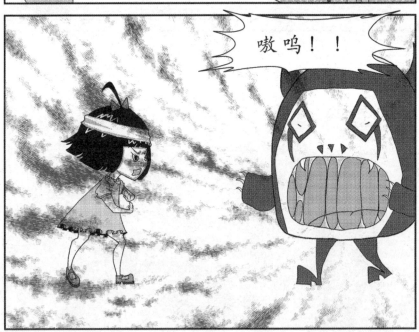

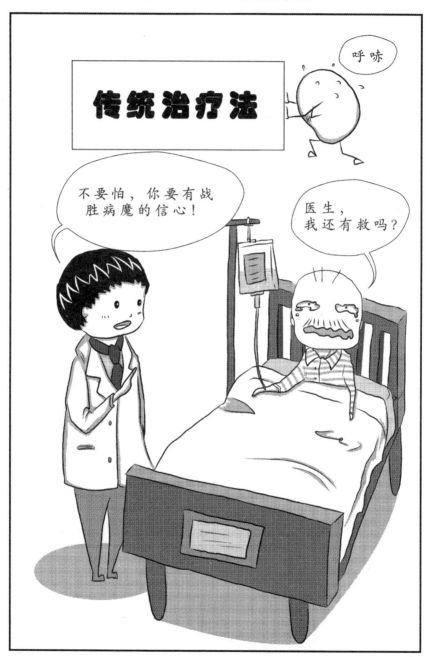

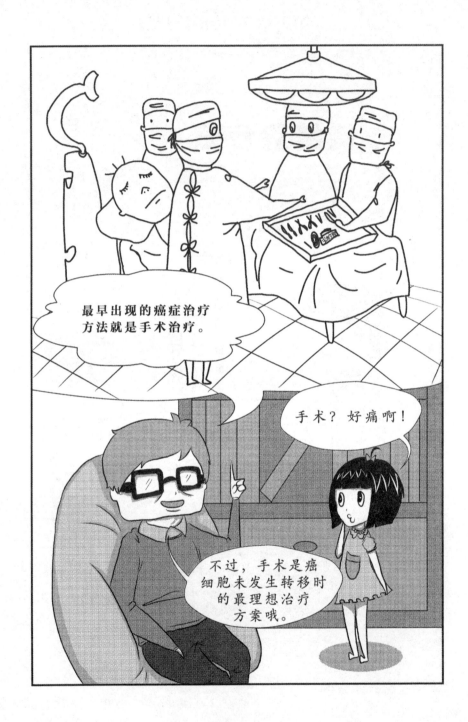

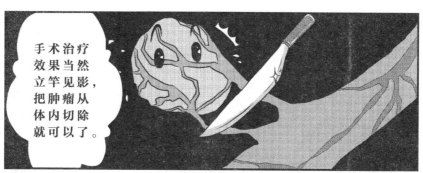

但是手术治疗有局限性。

是什么问题呢？

癌细胞会通过血管或淋巴管道转移到全身各处的。

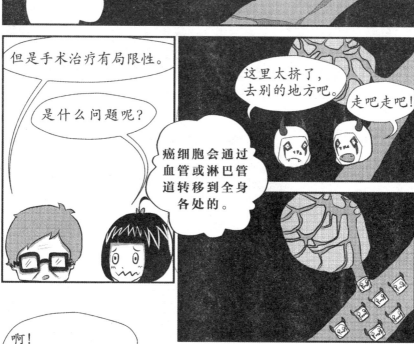

这里太挤了，去别的地方吧。

走吧走吧！

啊！癌细胞都跑掉了！

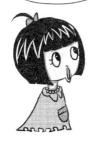

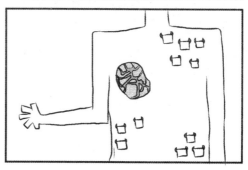

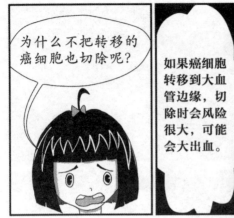

为什么不把转移的癌细胞也切除呢？

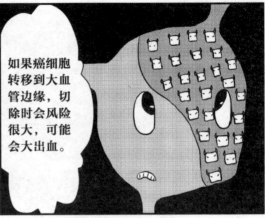

如果癌细胞转移到大血管边缘，切除时会风险很大，可能会大出血。

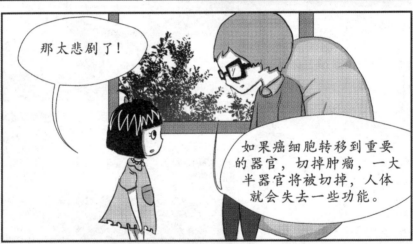

那太悲剧了！

如果癌细胞转移到重要的器官，切掉肿瘤，一大半器官将被切掉，人体就会失去一些功能。

更为严重的是，现代影像只能检测到5毫米以上的肿瘤。换句话说，只有十亿个以上癌细胞组成的肿瘤才能被检测到。单凭肉眼手术切除，很有可能会使少量的癌细胞成为漏网之鱼，导致癌症复发。

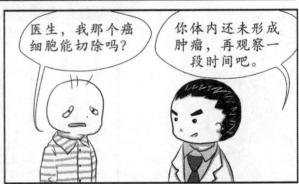

医生，我那个癌细胞能切除吗？

你体内还未形成肿瘤，再观察一段时间吧。

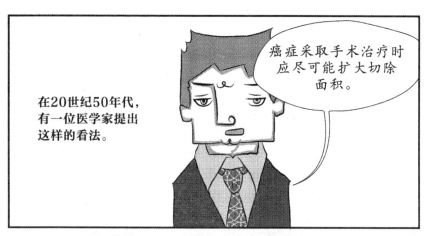

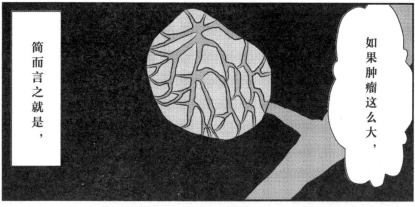

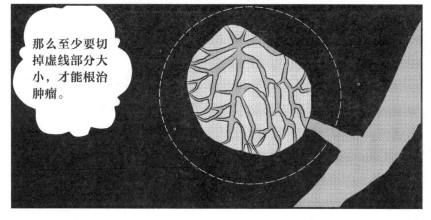

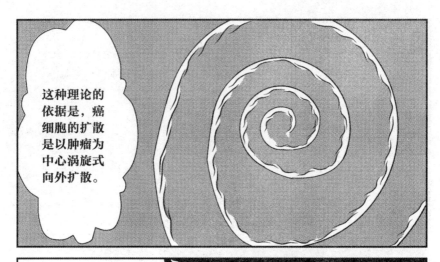

这种理论的依据是，癌细胞的扩散是以肿瘤为中心涡旋式向外扩散。

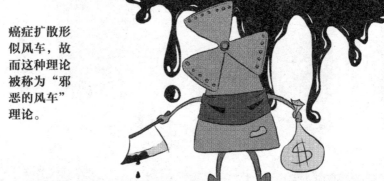

癌症扩散形似风车，故而这种理论被称为"邪恶的风车"理论。

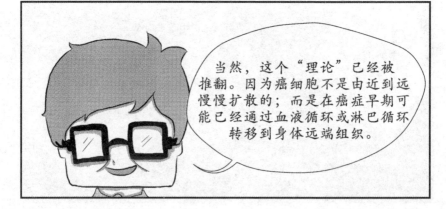

当然，这个"理论"已经被推翻。因为癌细胞不是由近到远慢慢扩散的；而是在癌症早期可能已经通过血液循环或淋巴循环转移到身体远端组织。

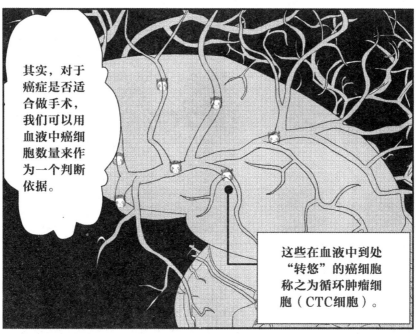

其实，对于癌症是否适合做手术，我们可以用血液中癌细胞数量来作为一个判断依据。

这些在血液中到处"转悠"的癌细胞称之为循环肿瘤细胞（CTC细胞）。

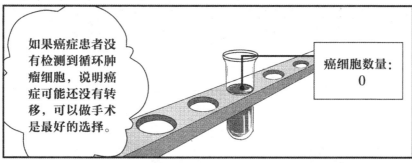

如果癌症患者没有检测到循环肿瘤细胞，说明癌症可能还没有转移，可以做手术是最好的选择。

癌细胞数量：
0

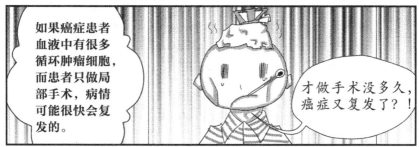

如果癌症患者血液中有很多循环肿瘤细胞，而患者只做局部手术，病情可能很快会复发的。

才做手术没多久，癌症又复发了？！

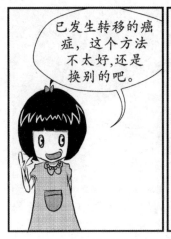

已发生转移的癌症，这个方法不太好，还是换别的吧。

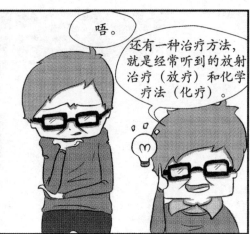

唔。

还有一种治疗方法，就是经常听到的放射治疗（放疗）和化学疗法（化疗）。

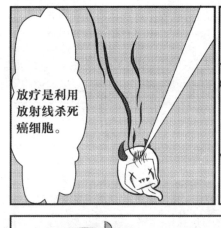

放疗是利用放射线杀死癌细胞。

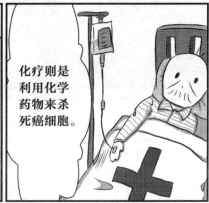

化疗则是利用化学药物来杀死癌细胞。

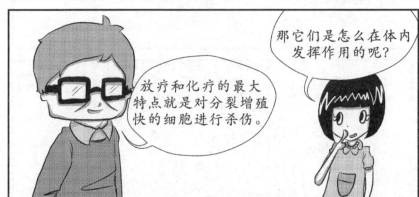

那它们是怎么在体内发挥作用的呢？

放疗和化疗的最大特点就是对分裂增殖快的细胞进行杀伤。

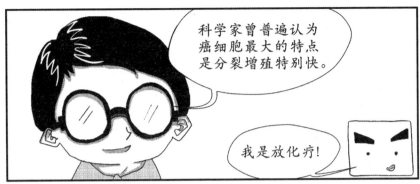

科学家曾普遍认为癌细胞最大的特点是分裂增殖特别快。

我是放化疗！

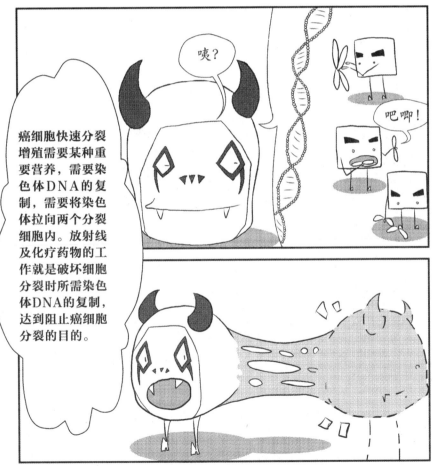

咦？

癌细胞快速分裂增殖需要某种重要营养，需要染色体DNA的复制，需要将染色体拉向两个分裂细胞内。放射线及化疗药物的工作就是破坏细胞分裂时所需染色体DNA的复制，达到阻止癌细胞分裂的目的。

吧唧！

33

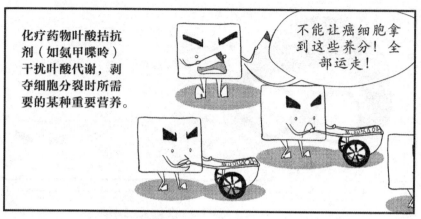

化疗药物叶酸拮抗剂（如氨甲喋呤）干扰叶酸代谢，剥夺细胞分裂时所需要的某种重要营养。

不能让癌细胞拿到这些养分！全部运走！

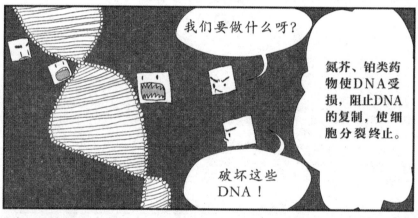

我们要做什么呀？

氮芥、铂类药物使DNA受损，阻止DNA的复制，使细胞分裂终止。

破坏这些DNA！

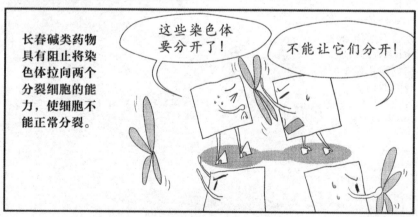

长春碱类药物具有阻止将染色体拉向两个分裂细胞的能力，使细胞不能正常分裂。

这些染色体要分开了！

不能让它们分开！

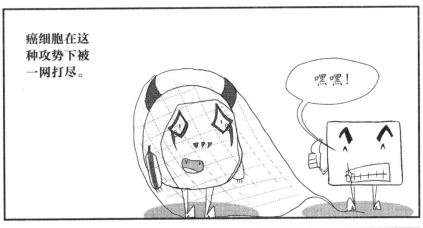

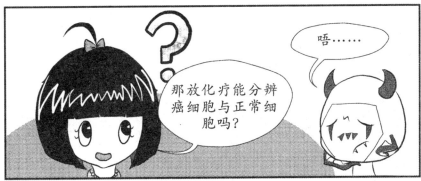

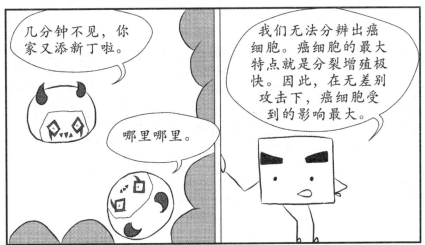

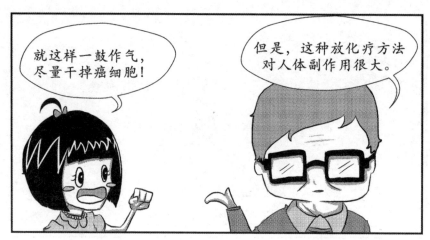

就这样一鼓作气，尽量干掉癌细胞！

但是，这种放化疗方法对人体副作用很大。

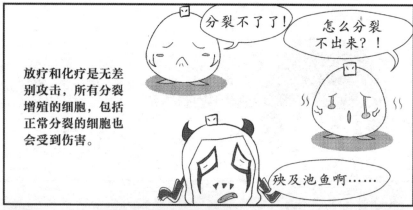

放疗和化疗是无差别攻击，所有分裂增殖的细胞，包括正常分裂的细胞也会受到伤害。

分裂不了了！

怎么分裂不出来？！

殃及池鱼啊……

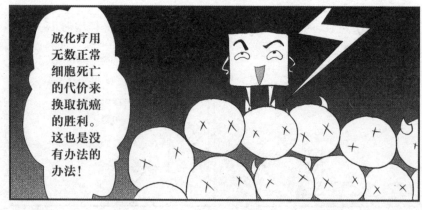

放化疗用无数正常细胞死亡的代价来换取抗癌的胜利。这也是没有办法的办法！

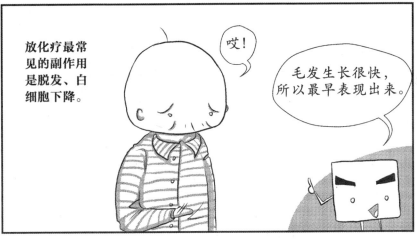

放化疗最常见的副作用是脱发、白细胞下降。

哎！

毛发生长很快，所以最早表现出来。

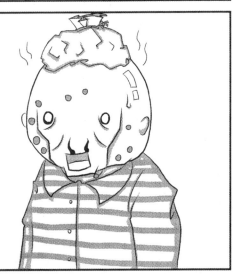

造血细胞分裂增殖快，所以在放化疗中遭受重大破坏：红细胞减少，会导致贫血，出现乏力头晕等症状；白细胞减少，容易感染，会发热；血小板减少，导致鼻腔、牙龈出血，全身出现紫斑；患者会变得异常虚弱。

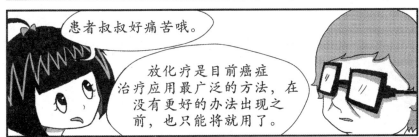

患者叔叔好痛苦哦。

放化疗是目前癌症治疗应用最广泛的方法，在没有更好的办法出现之前，也只能将就用了。

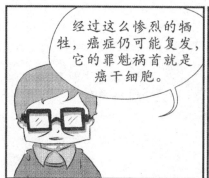

经过这么惨烈的牺牲，癌症仍可能复发，它的罪魁祸首就是癌干细胞。

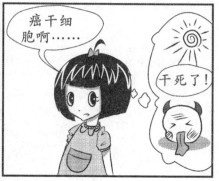

癌干细胞啊……

干死了！

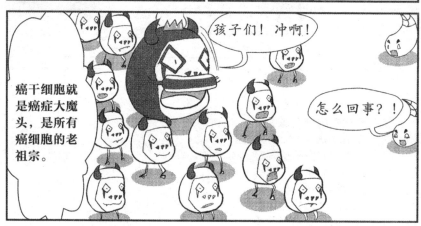

癌干细胞就是癌症大魔头，是所有癌细胞的老祖宗。

孩子们！冲啊！

怎么回事？！

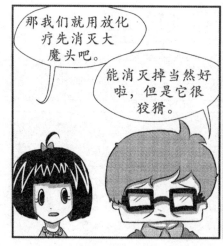

那我们就用放化疗先消灭大魔头吧。

能消灭掉当然好啦，但是它很狡猾。

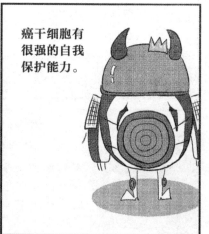

癌干细胞有很强的自我保护能力。

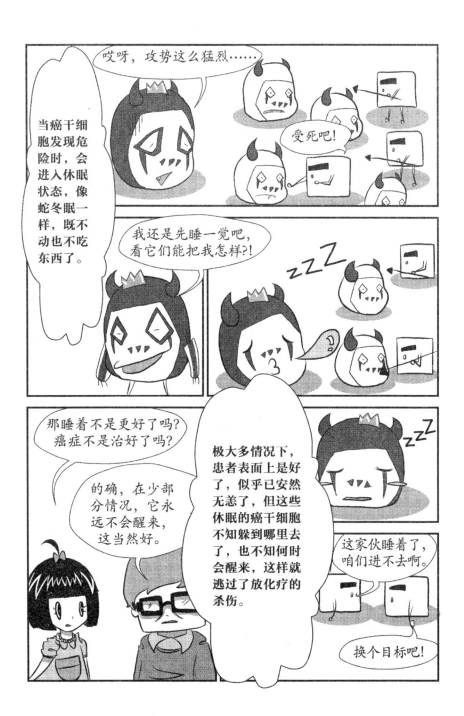

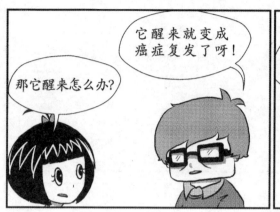

它醒来就变成癌症复发了呀!

那它醒来怎么办?

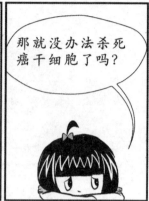

那就没办法杀死癌干细胞了吗?

更大剂量的放化疗或许会起作用,但患者身体受不了呀。

孩子们,为死去的癌细胞致衰,迎接新的开始吧!

还真是没有办法,那治疗到什么程度算治好了?

因为无法准确判断体内癌细胞的状况杀到了什么程度,于是只好让患者隔段时间就进行一次放化疗,体内癌细胞数量就会……

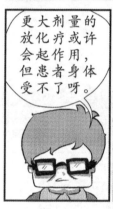

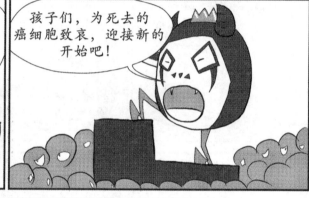

数量

时间

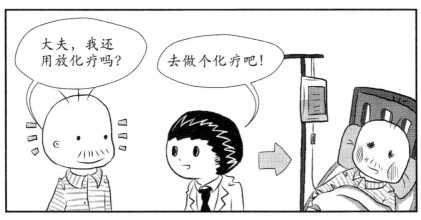

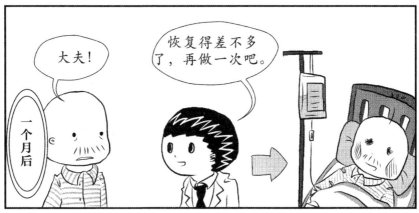

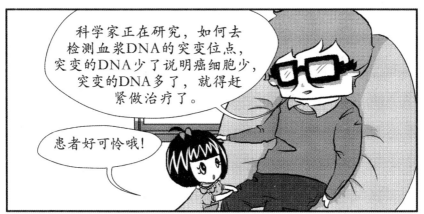

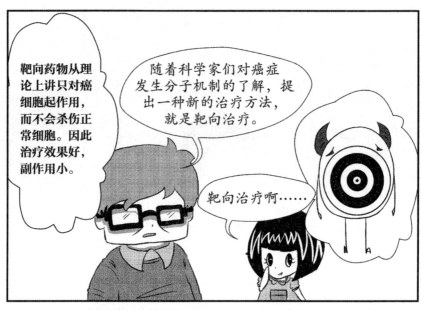

随着科学家们对癌症发生分子机制的了解，提出一种新的治疗方法，就是靶向治疗。

靶向药物从理论上讲只对癌细胞起作用，而不会杀伤正常细胞。因此治疗效果好，副作用小。

靶向治疗啊……

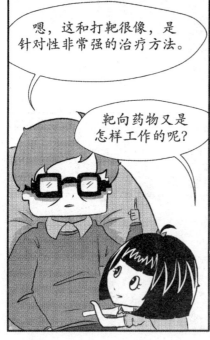

嗯，这和打靶很像，是针对性非常强的治疗方法。

靶向药物又是怎样工作的呢?

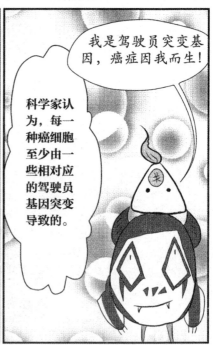

我是驾驶员突变基因，癌症因我而生!

科学家认为，每一种癌细胞至少由一些相对应的驾驶员基因突变导致的。

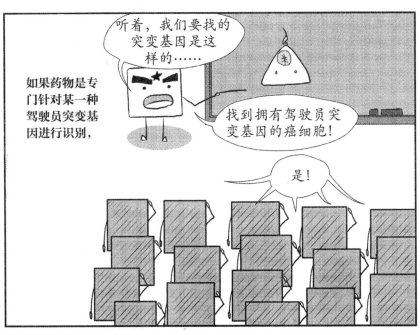

如果药物是专门针对某一种驾驶员突变基因进行识别，

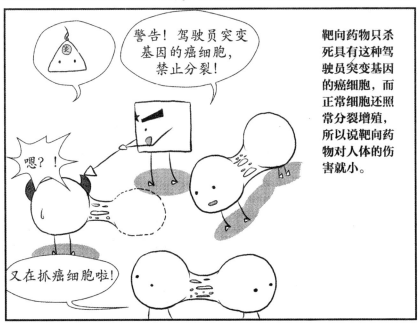

靶向药物只杀死具有这种驾驶员突变基因的癌细胞，而正常细胞还照常分裂增殖，所以说靶向药物对人体的伤害就小。

43

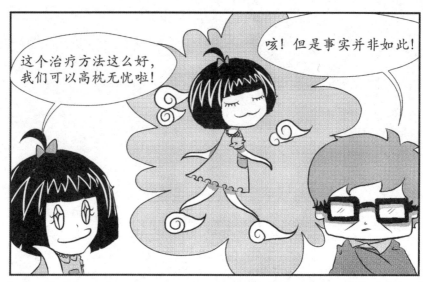

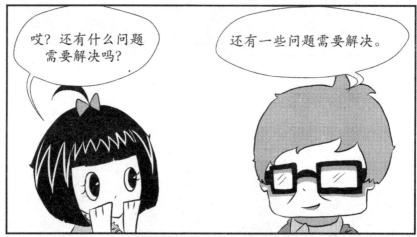

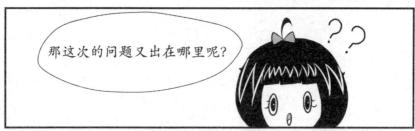

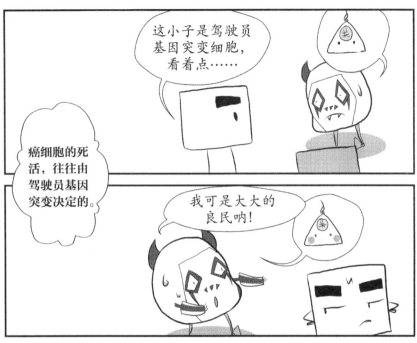

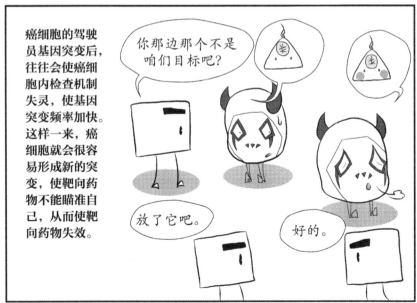

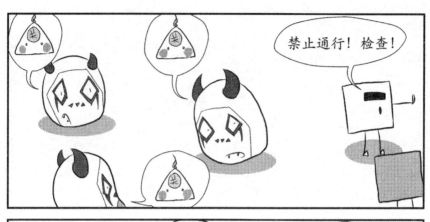

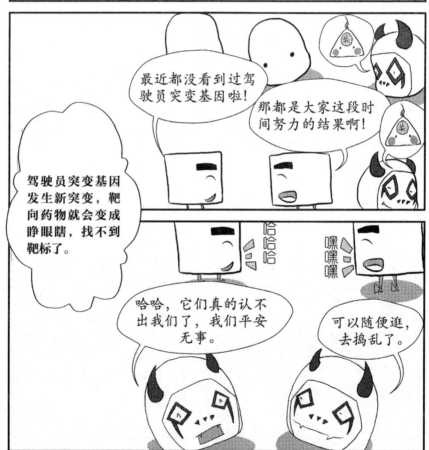

即使驾驶员基因没有发生新的突变，被大部分歼灭，一些原来充当乘客的基因也会取代驾驶员的位置，驾驶癌症汽车向前，让癌症卷土重来。

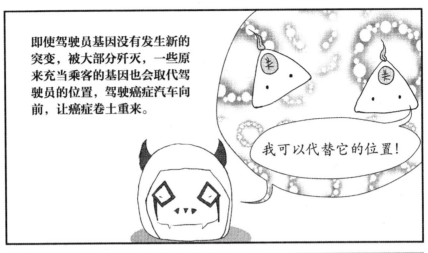

我可以代替它的位置！

科学家就要想办法找到新驾驶员突变基因，研发新的靶向药物。靶向治疗虽然延长了部分患者的生存时间，但也使癌症医疗费用大幅度增加，而且这并不能治愈转移性癌症。

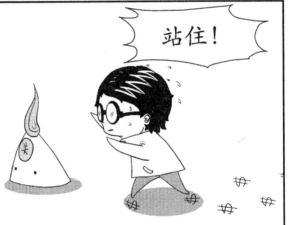

站住！

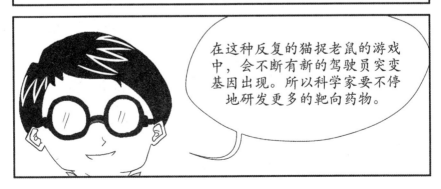

在这种反复的猫捉老鼠的游戏中，会不断有新的驾驶员突变基因出现。所以科学家要不停地研发更多的靶向药物。

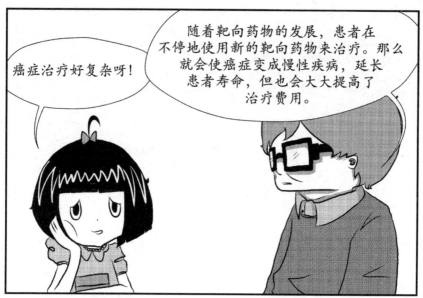

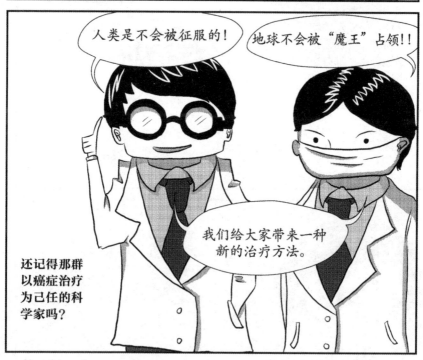

第四章　细胞治疗

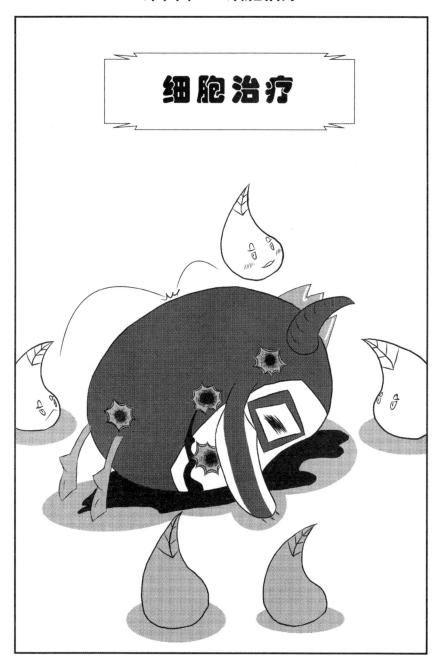

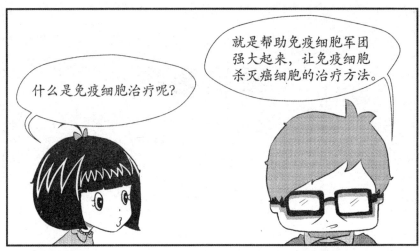

什么是免疫细胞治疗呢?

就是帮助免疫细胞军团强大起来，让免疫细胞杀灭癌细胞的治疗方法。

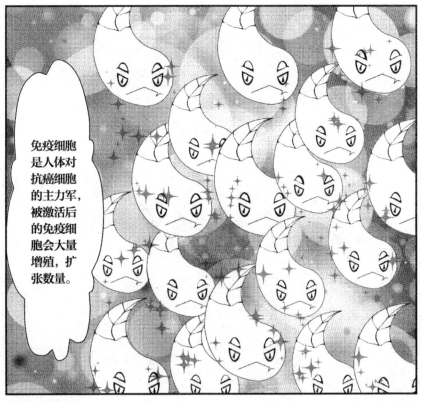

免疫细胞是人体对抗癌细胞的主力军，被激活后的免疫细胞会大量增殖，扩张数量。

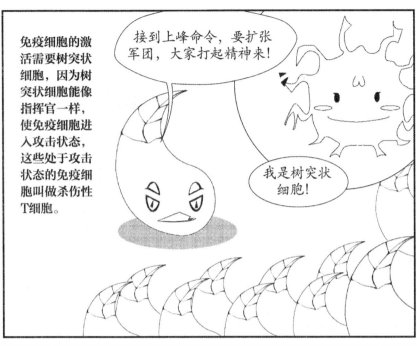

免疫细胞的激活需要树突状细胞，因为树突状细胞能像指挥官一样，使免疫细胞进入攻击状态，这些处于攻击状态的免疫细胞叫做杀伤性T细胞。

接到上峰命令，要扩张军团，大家打起精神来！

我是树突状细胞！

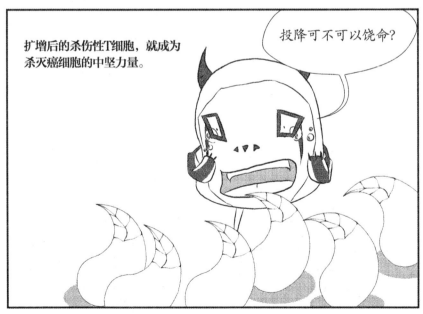

扩增后的杀伤性T细胞，就成为杀灭癌细胞的中坚力量。

投降可不可以饶命？

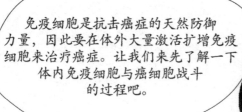

免疫细胞是抗击癌症的天然防御力量，因此要在体外大量激活扩增免疫细胞来治疗癌症。让我们来先了解一下体内免疫细胞与癌细胞战斗的过程吧。

在正常情况下，体内会不断产生癌细胞，免疫细胞与癌细胞的战斗一直在进行中。

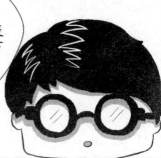

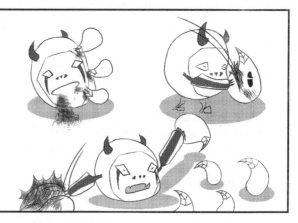

免疫细胞是怎么识别癌细胞的呢？

那要从树突状细胞说起……

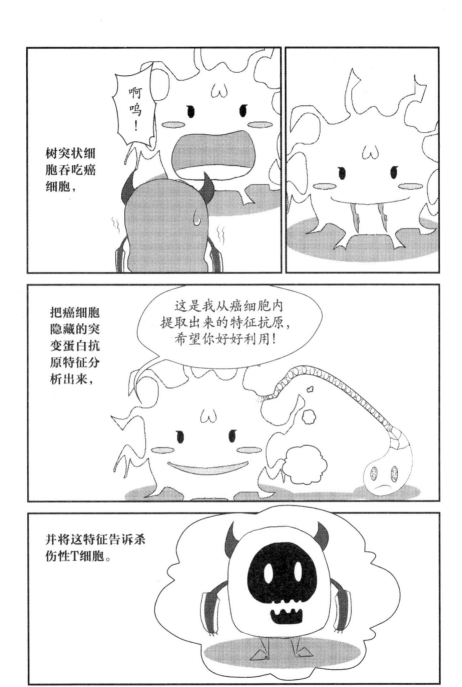

树突状细胞吞吃癌细胞，

啊呜！

把癌细胞隐藏的突变蛋白抗原特征分析出来，

这是我从癌细胞内提取出来的特征抗原，希望你好好利用！

并将这特征告诉杀伤性T细胞。

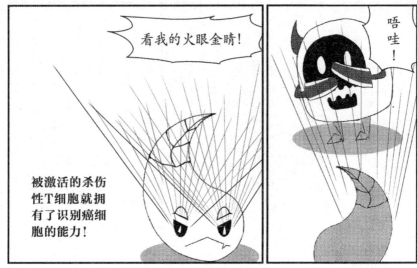

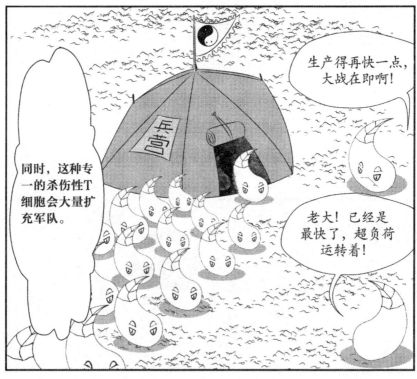

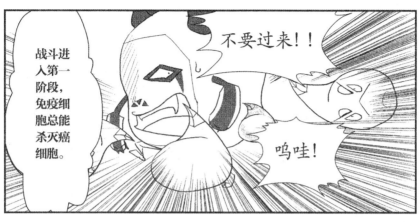

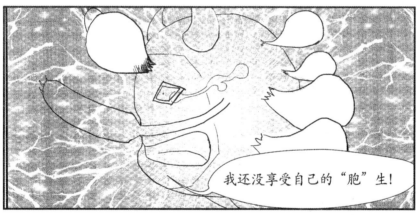

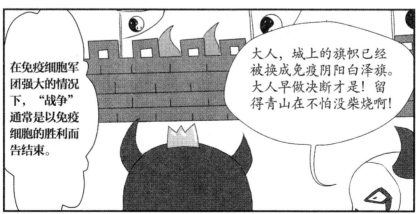

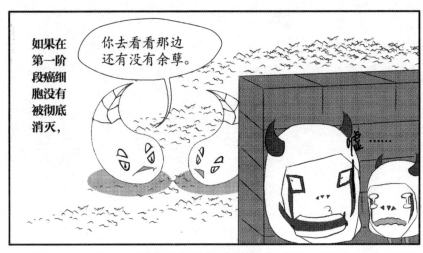

如果在第一阶段癌细胞没有被彻底消灭，

你去看看那边还有没有余孽。

嘘……

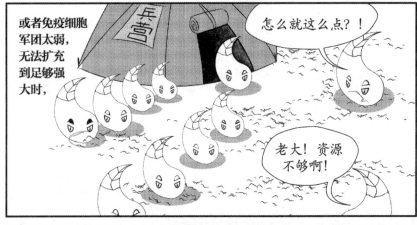

或者免疫细胞军团太弱，无法扩充到足够强大时，

怎么就这么点？！

老大！资源不够啊！

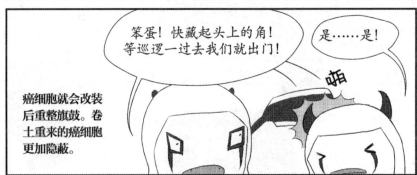

癌细胞就会改装后重整旗鼓。卷土重来的癌细胞更加隐蔽。

笨蛋！快藏起头上的角！等巡逻一过去我们就出门！

是……是！

这时, 癌细胞与免疫细胞的战斗将陷入一场持久战。这场持久战可能会持续数月至数十年, 其间不断有进化及伪装的癌细胞产生。

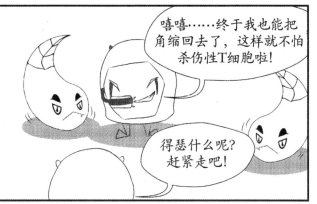

不断有癌细胞被激活后的杀伤性T细胞所识别, 并被镇压。

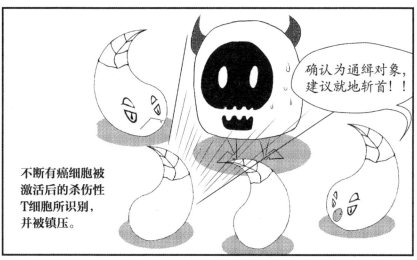

这场持久的拉锯战甚至可能伴随人一生。早期不会表现出临床肿瘤症状, 人的身体状况还是正常的。

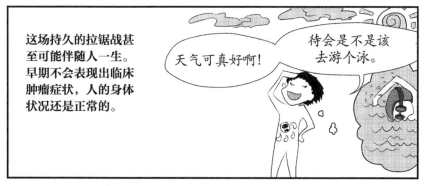

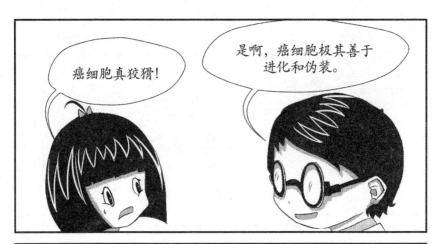

癌细胞真狡猾！

是啊，癌细胞极其善于进化和伪装。

癌细胞伪装能力越来越强，隐藏了自己的特征抗原，有朝一日免疫细胞真地认不出它，它就会繁殖得越来越多。

看我斗篷，这个免疫细胞发现不了我啦！

哇！！

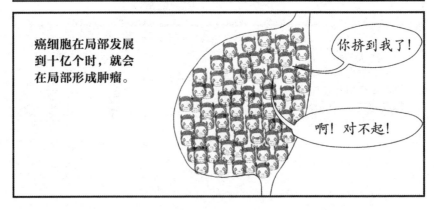

癌细胞在局部发展到十亿个时，就会在局部形成肿瘤。

你挤到我了！

啊！对不起！

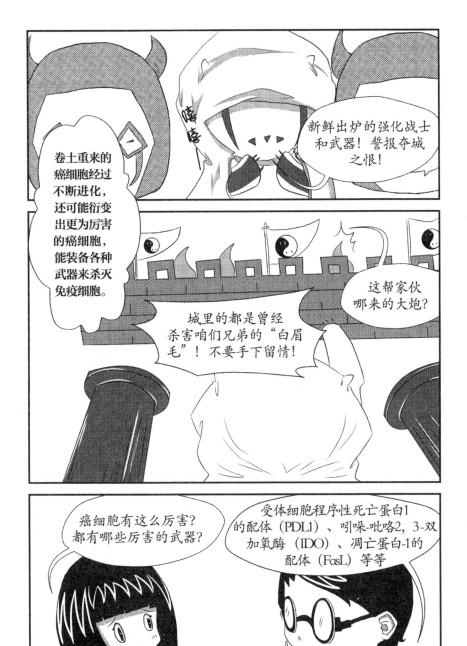

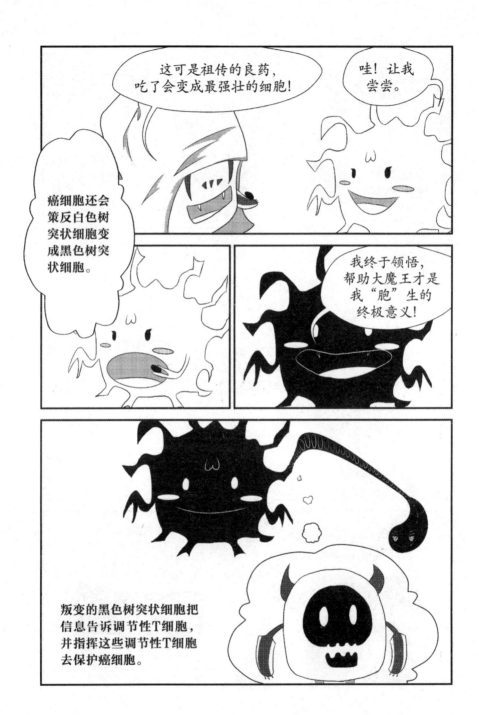

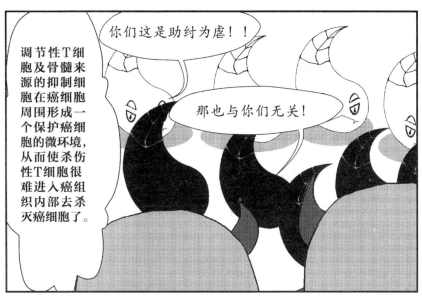

调节性T细胞及骨髓来源的抑制细胞在癌细胞周围形成一个保护癌细胞的微环境，从而使杀伤性T细胞很难进入癌组织内部去杀灭癌细胞了。

你们这是助纣为虐！！

那也与你们无关！

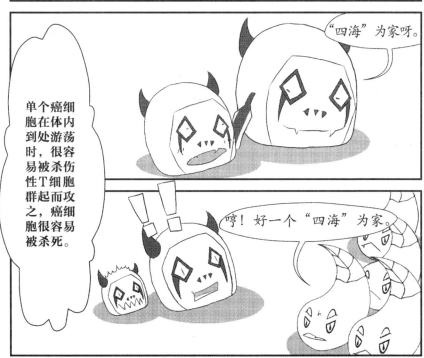

单个癌细胞在体内到处游荡时，很容易被杀伤性T细胞群起而攻之，癌细胞很容易被杀死。

"四海"为家呀。

哼！好一个"四海"为家。

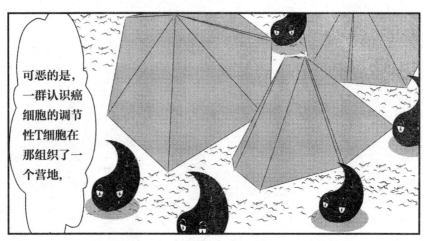

可恶的是，一群认识癌细胞的调节性T细胞在那组织了一个营地，

好像是接触过黑色树突状细胞的"黑眉毛"们。

大人，那咱们就在这落脚吧！

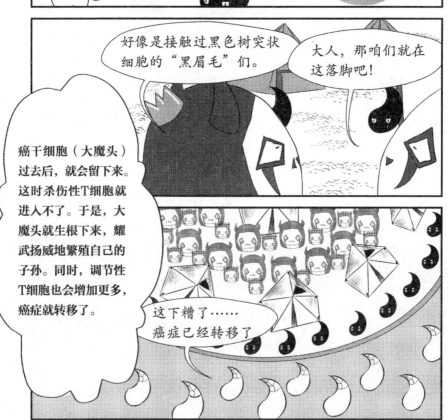

癌干细胞（大魔头）过去后，就会留下来。这时杀伤性T细胞就进入不了。于是，大魔头就生根下来，耀武扬威地繁殖自己的子孙。同时，调节性T细胞也会增加更多，癌症就转移了。

这下糟了……癌症已经转移了

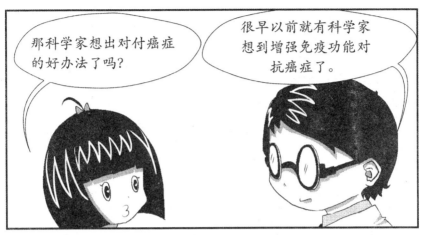

那科学家想出对付癌症的好办法了吗？

很早以前就有科学家想到增强免疫功能对抗癌症了。

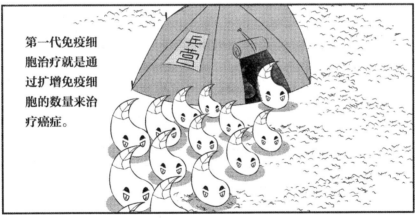

第一代免疫细胞治疗就是通过扩增免疫细胞的数量来治疗癌症。

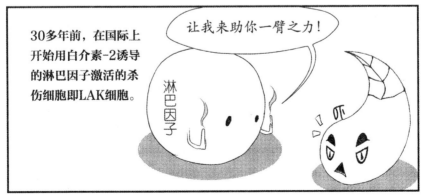

30多年前，在国际上开始用白介素-2诱导的淋巴因子激活的杀伤细胞即LAK细胞。

让我来助你一臂之力！

淋巴因子

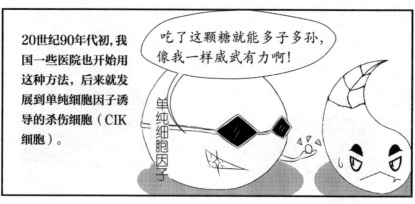

20世纪90年代初，我国一些医院也开始用这种方法，后来就发展到单纯细胞因子诱导的杀伤细胞（CIK细胞）。

吃了这颗糖就能多子多孙，像我一样威武有力啊！

单纯细胞因子

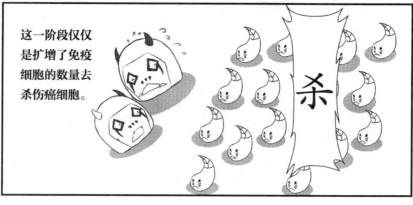

这一阶段仅仅是扩增了免疫细胞的数量去杀伤癌细胞。

杀

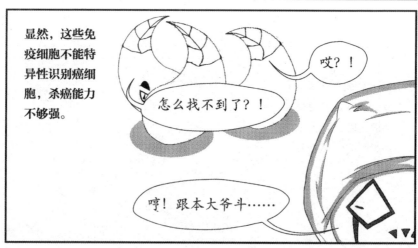

显然，这些免疫细胞不能特异性识别癌细胞，杀癌能力不够强。

哎？！

怎么找不到了？！

哼！跟本大爷斗……

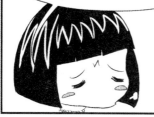

有专门特异性识别癌细胞的免疫细胞就好了，这样就有对抗癌症的有效方法了。

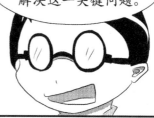

科学家一直在不断努力解决这一关键问题。

早在1973年，加拿大科学家拉尔夫·斯坦曼找到了这种免疫关键细胞，它被称为树突状细胞。经过数十年研究，逐渐发现了树突状细胞在免疫杀伤癌细胞中的关键作用。

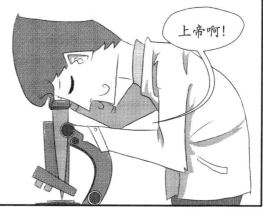

上帝啊！

他在试验中发现人体内树突状细胞遇到癌细胞后，会将癌细胞吞食。

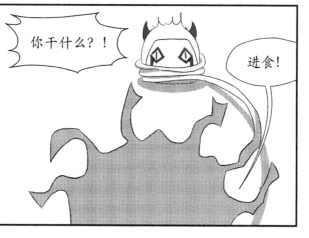

你干什么？！

进食！

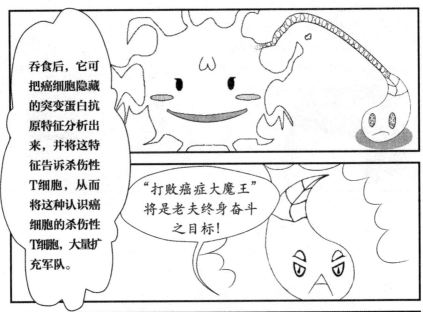

吞食后，它可把癌细胞隐藏的突变蛋白抗原特征分析出来，并将这特征告诉杀伤性T细胞，从而将这种认识癌细胞的杀伤性T细胞，大量扩充军队。

"打败癌症大魔王"将是老夫终身奋斗之目标！

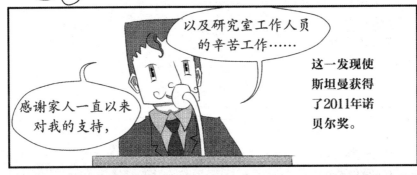

以及研究室工作人员的辛苦工作……

感谢家人一直以来对我的支持，

这一发现使斯坦曼获得了2011年诺贝尔奖。

拉尔夫·斯坦曼自己用这些吞噬过癌细胞的树突状细胞来治疗自身所患的胰腺癌，并成功地使自己的生命延长数年。

幸好我当年发现了树突状细胞。

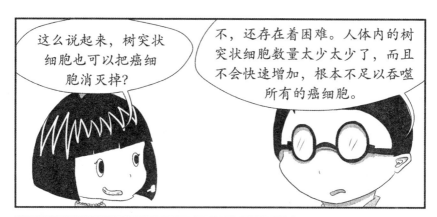

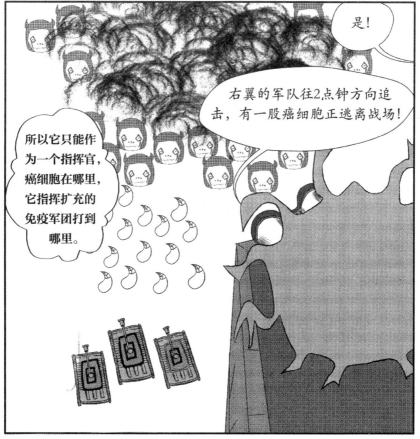

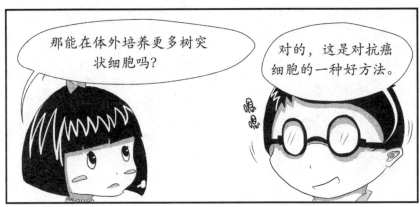

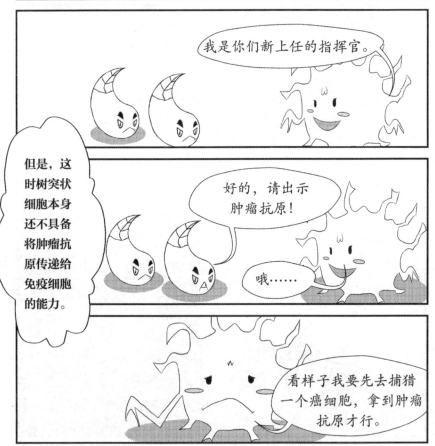

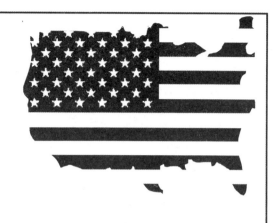

1996年树突状细胞免疫治疗开始进入临床实验，2010年美国食品药品监督管理局批准了第一个自体树突状细胞免疫治疗产品上市，从此开创了第二代免疫细胞治疗阶段。

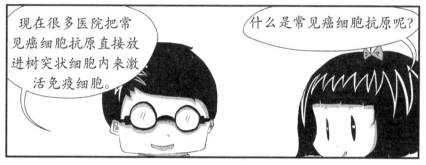

现在很多医院把常见癌细胞抗原直接放进树突状细胞内来激活免疫细胞。

什么是常见癌细胞抗原呢？

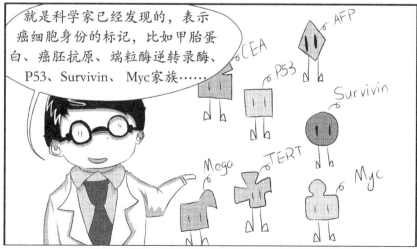

就是科学家已经发现的，表示癌细胞身份的标记，比如甲胎蛋白、癌胚抗原、端粒酶逆转录酶、P53、Survivin、 Myc家族……

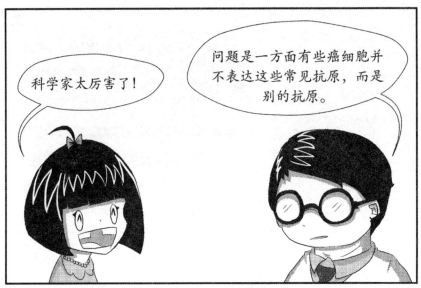

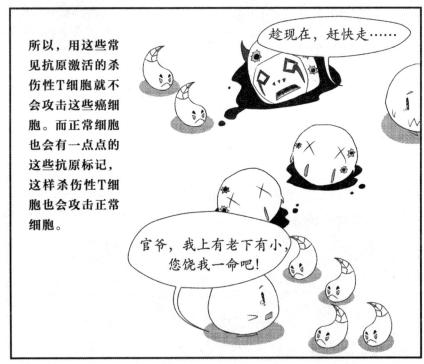

所以，用这些常见抗原激活的杀伤性T细胞就不会攻击这些癌细胞。而正常细胞也会有一点点的这些抗原标记，这样杀伤性T细胞也会攻击正常细胞。

另一种方法，是用树突状细胞来吞噬癌细胞，从而使自己能识别癌细胞。

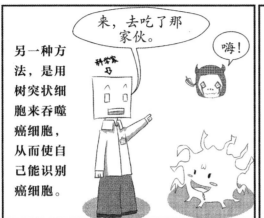

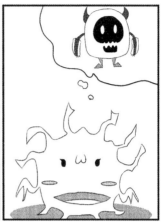

来，去吃了那家伙。

嗨！

问题是，癌细胞很狡猾，很容易隐藏自己特征，使它与正常细胞的差异变得非常小。

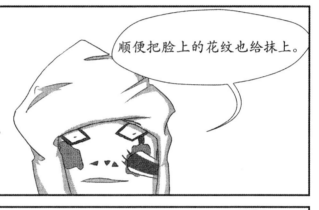

顺便把脸上的花纹也给抹上。

很多情况下，树突状细胞吞噬癌细胞后分析出来有效的癌细胞特征抗原太少，不足以激活足够多的杀伤性T细胞。

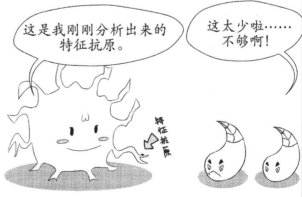

这是我刚刚分析出来的特征抗原。

这太少啦……不够啊！

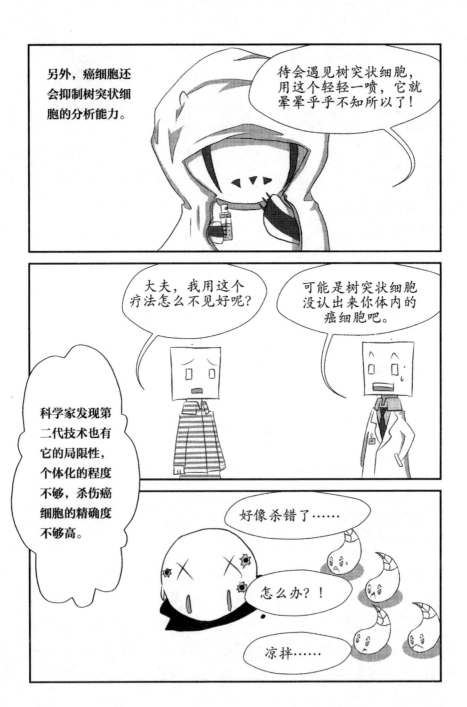

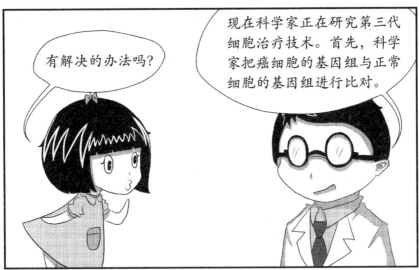

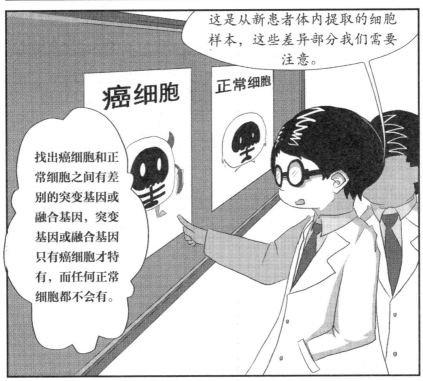

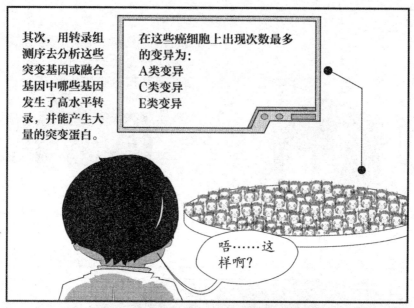

其次，用转录组测序去分析这些突变基因或融合基因中哪些基因发生了高水平转录，并能产生大量的突变蛋白。

在这些癌细胞上出现次数最多的变异为：
A类变异
C类变异
E类变异

唔……这样啊？

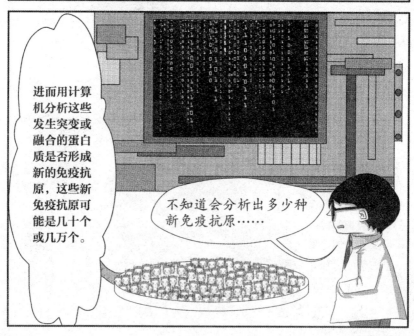

进而用计算机分析这些发生突变或融合的蛋白质是否形成新的免疫抗原，这些新免疫抗原可能是几十个或几万个。

不知道会分析出多少种新免疫抗原……

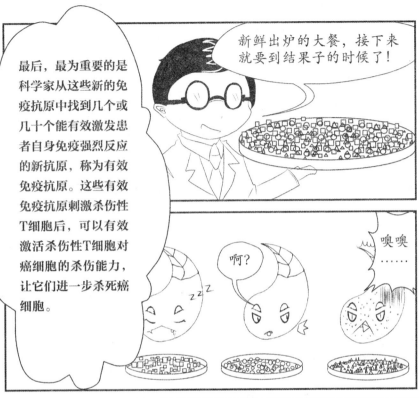

最后，最为重要的是科学家从这些新的免疫抗原中找到几个或几十个能有效激发患者自身免疫强烈反应的新抗原，称为有效免疫抗原。这些有效免疫抗原刺激杀伤性T细胞后，可以有效激活杀伤性T细胞对癌细胞的杀伤能力，让它们进一步杀死癌细胞。

新鲜出炉的大餐，接下来就要到结果子的时候了！

啊？

噢噢……

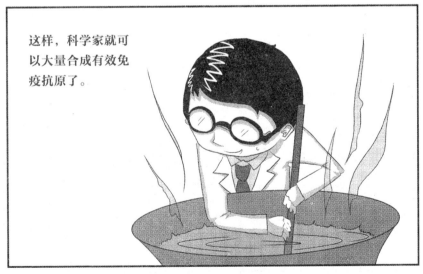

这样，科学家就可以大量合成有效免疫抗原了。

75

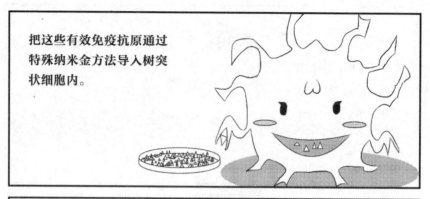

把这些有效免疫抗原通过特殊纳米金方法导入树突状细胞内。

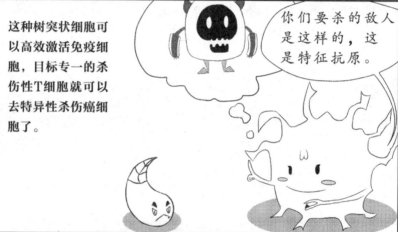

这种树突状细胞可以高效激活免疫细胞，目标专一的杀伤性T细胞就可以去特异性杀伤癌细胞了。

你们要杀的敌人是这样的，这是特征抗原。

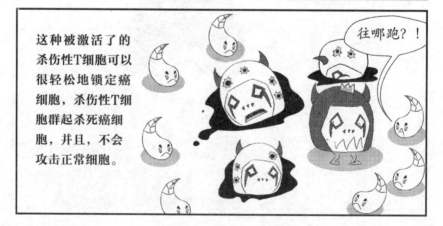

这种被激活了的杀伤性T细胞可以很轻松地锁定癌细胞，杀伤性T细胞群起杀死癌细胞，并且，不会攻击正常细胞。

往哪跑？！

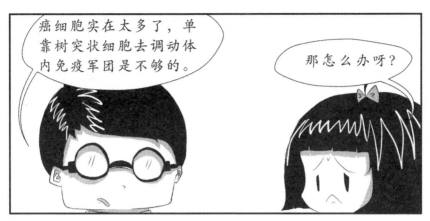

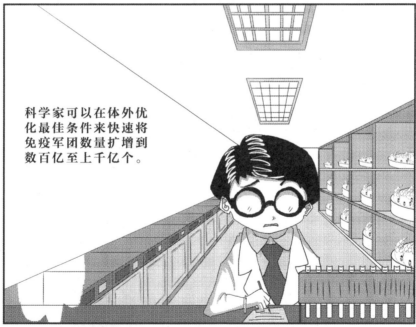

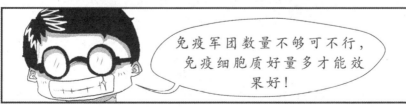

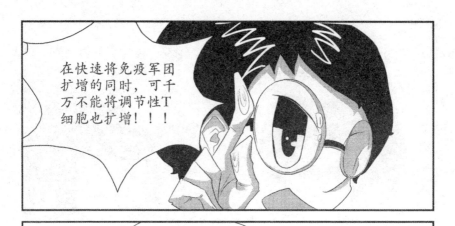

在快速将免疫军团扩增的同时，可千万不能将调节性T细胞也扩增！！！

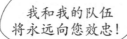

我和我的队伍将永远向您效忠！

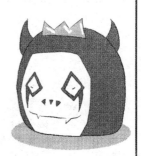

调节性T细胞可是癌细胞的同盟军，是保护癌细胞的军队。

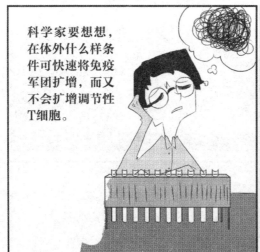

科学家要想想，在体外什么样条件可快速将免疫军团扩增，而又不会扩增调节性T细胞。

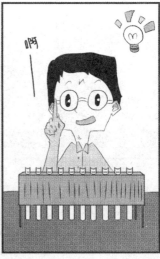

啊——

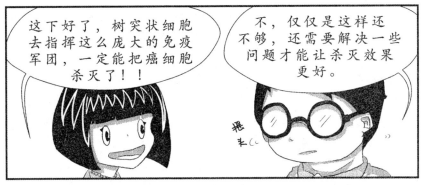

这下好了，树突状细胞去指挥这么庞大的免疫军团，一定能把癌细胞杀灭了！！

不，仅仅是这样还不够，还需要解决一些问题才能让杀灭效果更好。

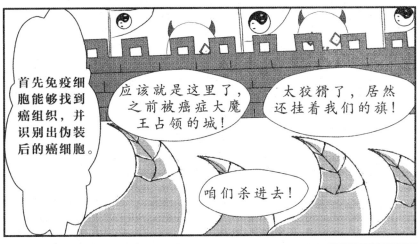

首先免疫细胞能够找到癌组织，并识别出伪装后的癌细胞。

应该就是这里了，之前被癌症大魔王占领的城！

太狡猾了，居然还挂着我们的旗！

咱们杀进去！

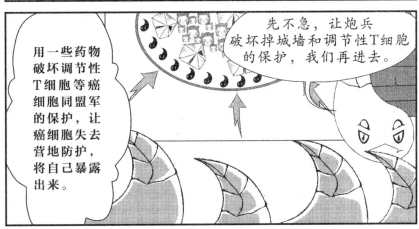

用一些药物破坏调节性T细胞等癌细胞同盟军的保护，让癌细胞失去营地防护，将自己暴露出来。

先不急，让炮兵破坏掉城墙和调节性T细胞的保护，我们再进去。

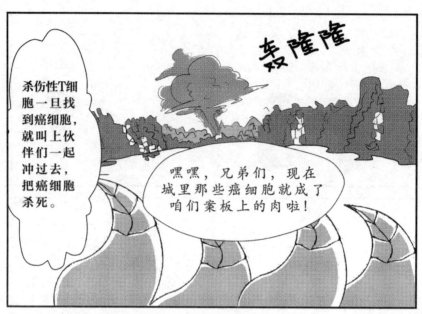

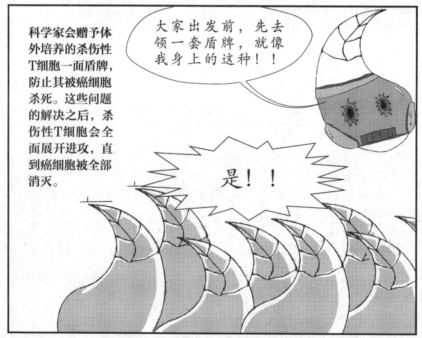

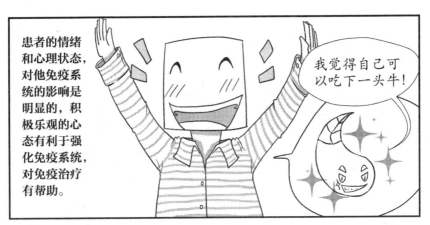

患者的情绪和心理状态，对他免疫系统的影响是明显的，积极乐观的心态有利于强化免疫系统，对免疫治疗有帮助。

我觉得自己可以吃下一头牛！

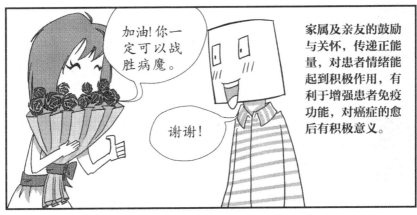

加油! 你一定可以战胜病魔。

谢谢!

家属及亲友的鼓励与关怀，传递正能量，对患者情绪能起到积极作用，有利于增强患者免疫功能，对癌症的愈后有积极意义。

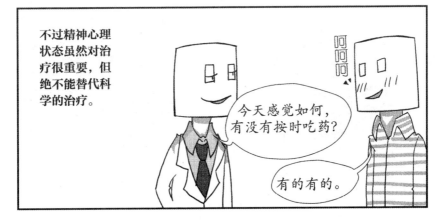

不过精神心理状态虽然对治疗很重要，但绝不能替代科学的治疗。

今天感觉如何，有没有按时吃药?

有的有的。

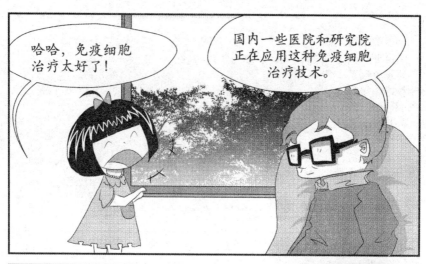

哈哈，免疫细胞治疗太好了！

国内一些医院和研究院正在应用这种免疫细胞治疗技术。

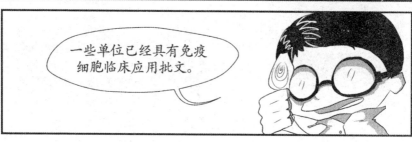

一些单位已经具有免疫细胞临床应用批文。

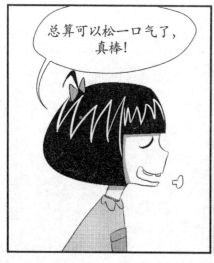

总算可以松一口气了，真棒！

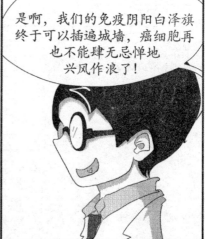

是啊，我们的免疫阴阳白泽旗终于可以插遍城墙，癌细胞再也不能肆无忌惮地兴风作浪了！

我们重新回顾一下影响癌症发生的两大要素。

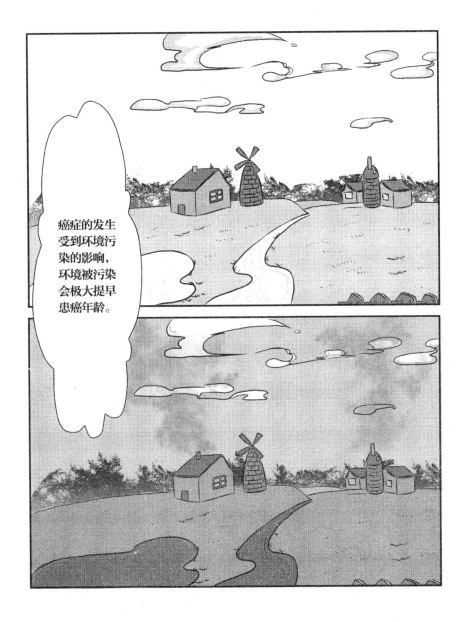

癌症的发生受到环境污染的影响，环境被污染会极大提早患癌年龄。

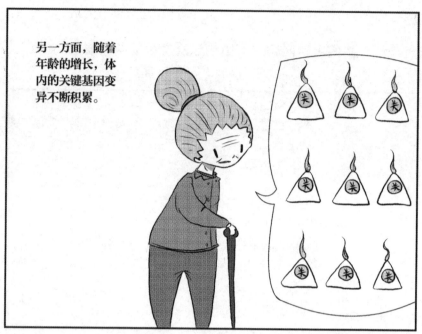

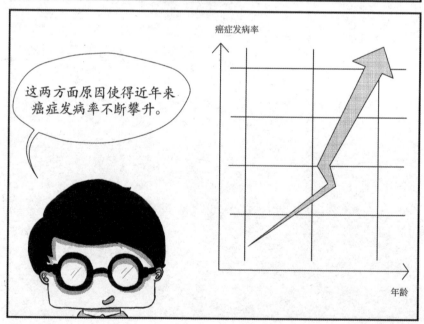

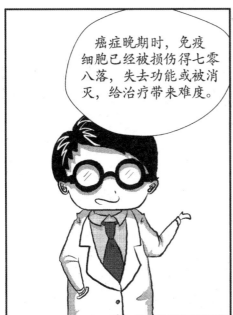

癌症晚期时，免疫细胞已经被损伤得七零八落，失去功能或被消灭，给治疗带来难度。

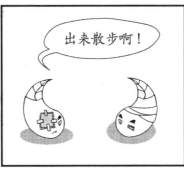

出来散步啊！

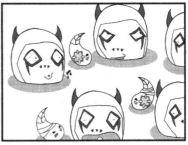

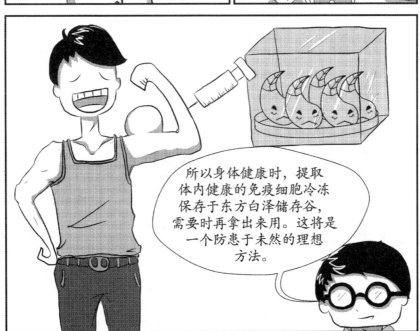

所以身体健康时，提取体内健康的免疫细胞冷冻保存于东方白泽储存谷，需要时再拿出来用。这将是一个防患于未然的理想方法。

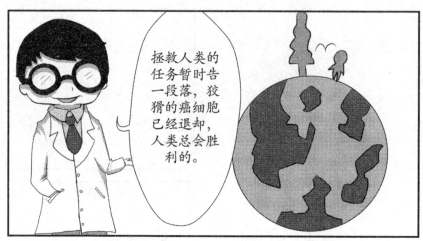

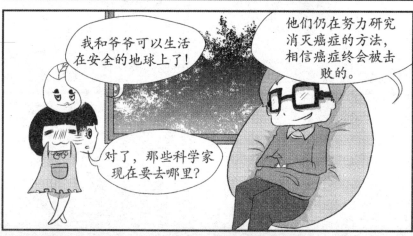

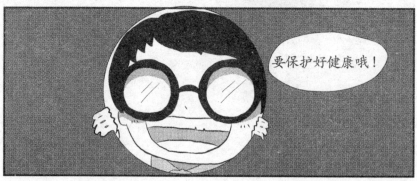

附 录

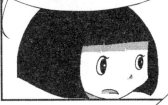

科学家们正在努力研究治愈癌症的方法，那我们可以做些什么呢？那我们应该如何做呢？

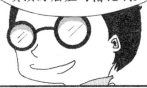

我们可以从自身做起，保持健康的生活方式，预防癌症的产生呀。

医疗工作者通过长时间的观察与研究，总结出了10项预防癌症的措施哦。

预防癌症的10项措施

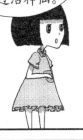

我爷爷常说：饭后一支烟，赛过活神仙。

一、控制吸烟
香烟的烟雾中含有多种致癌物质，如多环芳香烃、酚类、亚硝胺等。我国肺癌患者中约有70%~80%是因为长期吸烟引起的。

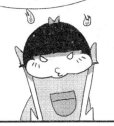

我要劝告爷爷戒烟，让不吸烟的人远离"二手烟"。

二、饮酒适量
过量饮酒会导致肝硬化及肝癌等疾病产生。

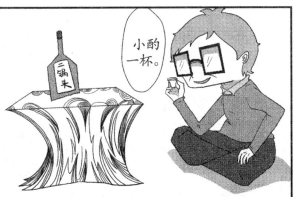

小酌一杯。

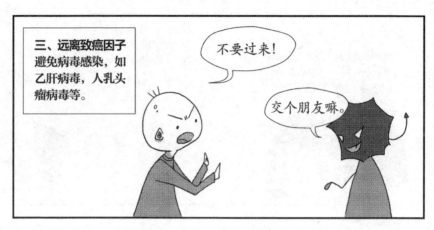

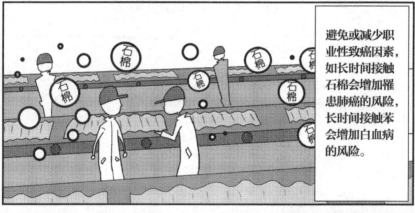

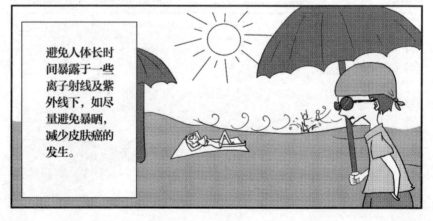

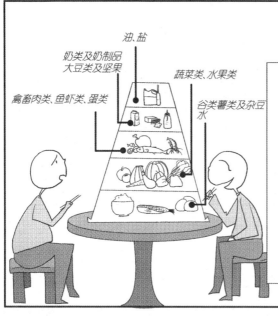

四、健康饮食
我们要合理膳食、平衡营养。食物应多样化，烹调合理，进餐规律，不暴饮暴食。多吃具有抗癌作用的食物，如蔬菜、水果、谷类和豆类等，控制脂肪摄入量，控制饮酒，尽量不吃或少吃一些含有致癌物质的食物。

那哪些食物是我们应该尽量不吃或少吃的呢！

像罐头食品、烧烤类食品、油炸食品、咸腌制品、熏制食品、高热量食品、冷冻甜品类等。这些食物含有一定的致癌物质，是我们日常生活中需要谨慎食用的。

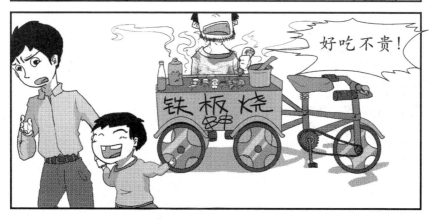

五、防止食物污染
应避免食用受霉菌毒素污染或在室温下长期储藏的食物，应尽量清除蔬菜上的农药残留，多吃绿色食品。

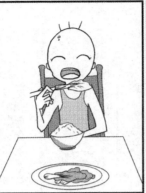

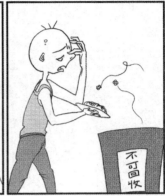

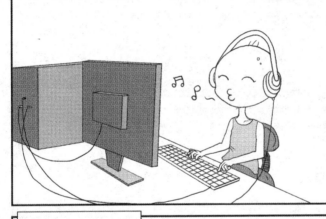

六、保持良好心态，健康作息
保持心情愉快，以良好的心态应对压力，做到劳逸结合。

七、坚持体育锻炼
每天30分钟以上的有氧运动，能有效增强人体免疫力，加快血液循环，排除身体毒素，减少体内多余脂肪，改善情绪，预防疾病的产生。

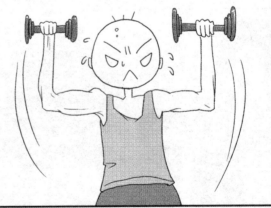

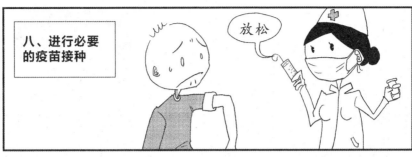

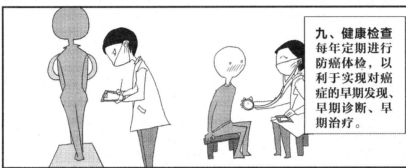

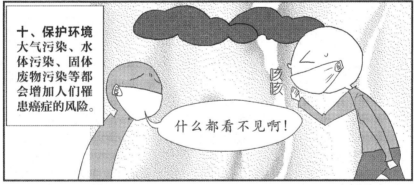

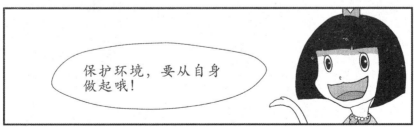

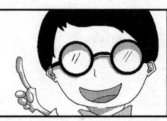

万一人们未能阻止癌症发生，那该怎样尽早发现呢？

首先，要留意身体发出的一些疾病信号，如果身体出现以下异常，就要上医院找医生做必要检查来确定是否是癌症的早期症状。只要早期发现，早期诊断，早期治疗，癌症的疗效会好很多，甚至有的癌症可以治愈。

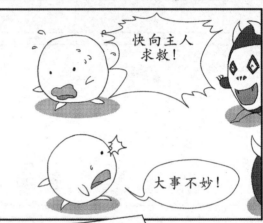

快向主人求救！

大事不妙！

警惕：身体的16个癌症信号

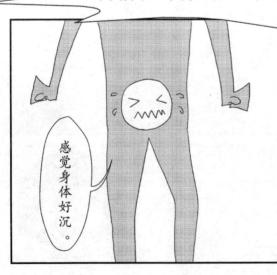

感觉身体好沉。

一、睾丸的变化

20～39岁男性每月应自查睾丸，包括是否有大小变化，有无包块、坠痛感等，特别是感到阴囊坠胀，感觉里面像是放了一个煤球，并持续一周以上，要马上找医生诊断。

二、乳房硬块

女性如果发现乳房皮肤发红、有肿块，出现皮疹并且持续数周不退，非哺乳期的女性，乳头凹陷，并且常常流出液体，必须去检查。

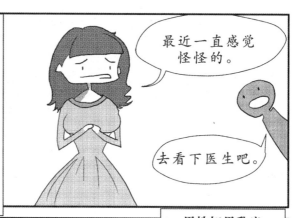

男性如果乳房皮肤起皱、乳头收缩或不对称、乳头大小和形状改变、乳房红肿、出现硬块等，必须去检查。其他体表或表浅可触及的肿块逐渐增大，也必须去检查。

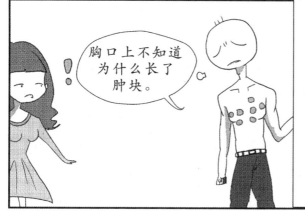

三、小便的问题

随着年龄增加，男性小便问题日渐普遍，尿频、尿急或尿不净较常见。如果症状加重，特别是小便有强烈的紧迫感，通常应请医生做直肠指检。

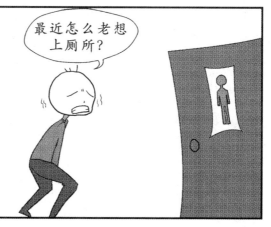

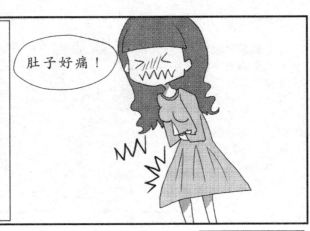

四、腹胀
女性若出现腹部持续肿胀、有压迫感及疼痛、肠胃不适，出现进食困难或极易有饱腹感，持续数周，应就诊检查。

肚子好痛！

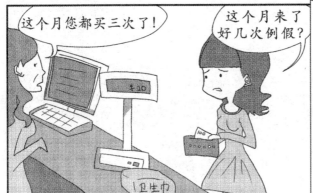

这个月您都买三次了！

这个月来了好几次例假？

卫生巾

五、不规律出血
女性月经周期之间或绝经后的阴道不规则流血，特别是接触性出血及大小便出血，应及时就诊做必要检查。

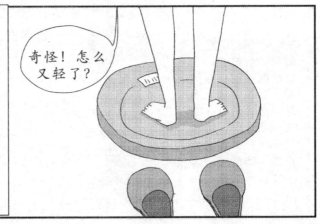

六、体重莫名降低
一个月内，不在减肥中体重却莫名其妙下降10%，那就应该及时就医。

奇怪！怎么又轻了？

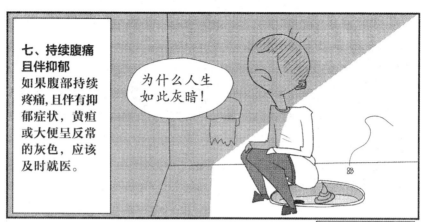

七、持续腹痛且伴抑郁
如果腹部持续疼痛,且伴有抑郁症状,黄疸或大便呈反常的灰色,应该及时就医。

为什么人生如此灰暗!

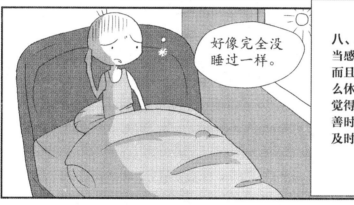

好像完全没睡过一样。

八、疲劳
当感到疲劳而且不论怎么休息都会觉得很难改善时,应该及时就医。

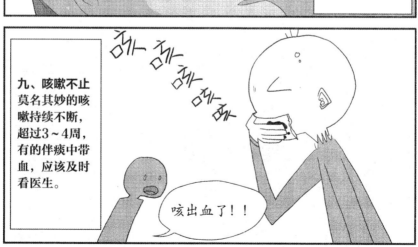

九、咳嗽不止
莫名其妙的咳嗽持续不断,超过3~4周,有的伴痰中带血,应该及时看医生。

咳出血了!!

95

十、吞咽困难

进食时出现胸骨后疼痛、食管内有异物感，有人即使不进食，也会感到食管壁像有菜叶、碎片或米粒样物贴附，吞咽下食物后会感到食物下行缓慢，停留在食管内。若长期有以上感觉应尽早接受X光胸透或胃镜检查。

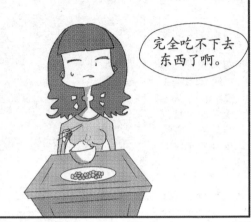

完全吃不下去东西了啊。

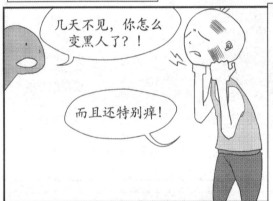

几天不见，你怎么变黑人了？！

而且还特别痒！

十一、皮肤变化

皮肤突然出现包块或黑痣、疣短期内增大、色泽加深、脱毛、痒、破溃，久治不愈的溃疡或者突然出血或者出现异常剥落，应该去看医生。

十二、异常出血

无痛尿血或排尿困难；便血以及还可能出现大便变细、次数增多等症状，甚至出现大便困难，应及时就医。

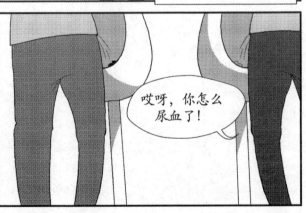

哎呀，你怎么尿血了！

十三、口腔变化

吸烟者要特别注意口腔及舌头上出现的白色斑块，应及时就诊。

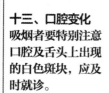

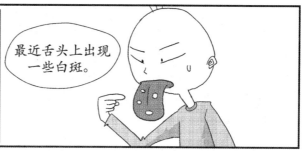

最近舌头上出现一些白斑。

十四、消化不良

男性（尤其是老年男性）以及非孕期女性长时间不明原因持续消化不良，应及时就诊。

十五、疼痛

身体某部位莫名出现疼痛并持续一周以上时，应尽快上医院找医生查明原因。

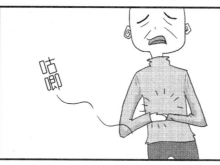

腮帮子好痛

十六、耳鼻异常表现

若出现耳鸣，听力减退，鼻衄，鼻咽分泌物带血等情况，应及时就诊。

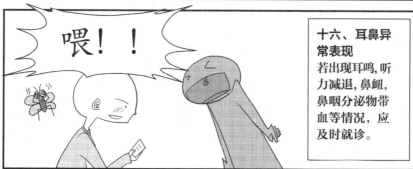

喂！！

世界卫生组织公布的关于癌症的10个事实

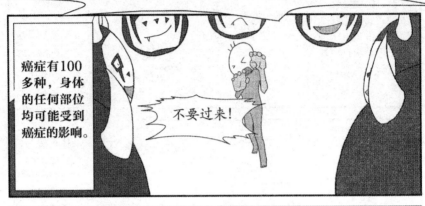

癌症有100多种，身体的任何部位均可能受到癌症的影响。

不要过来！

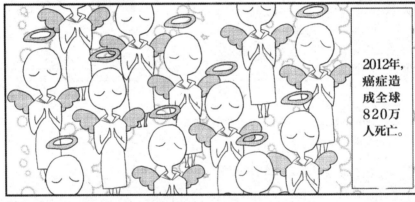

2012年，癌症造成全球820万人死亡。

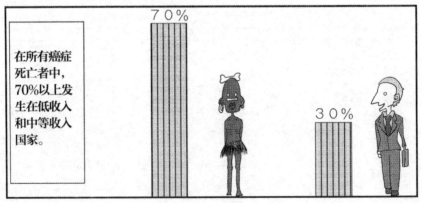

在所有癌症死亡者中，70%以上发生在低收入和中等收入国家。

70%

30%

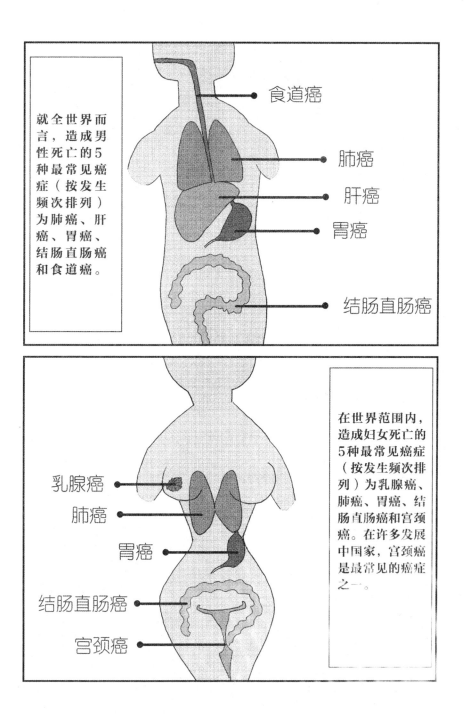

就全世界而言，造成男性死亡的5种最常见癌症（按发生频次排列）为肺癌、肝癌、胃癌、结肠直肠癌和食道癌。

食道癌

肺癌

肝癌

胃癌

结肠直肠癌

在世界范围内，造成妇女死亡的5种最常见癌症（按发生频次排列）为乳腺癌、肺癌、胃癌、结肠直肠癌和宫颈癌。在许多发展中国家，宫颈癌是最常见的癌症之一。

乳腺癌

肺癌

胃癌

结肠直肠癌

宫颈癌

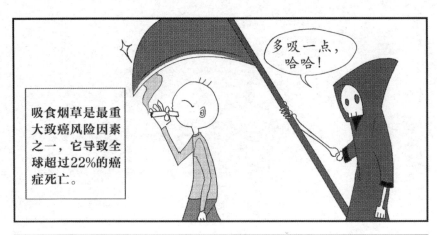

吸食烟草是最重大致癌风险因素之一，它导致全球超过22%的癌症死亡。

多吸一点，哈哈！

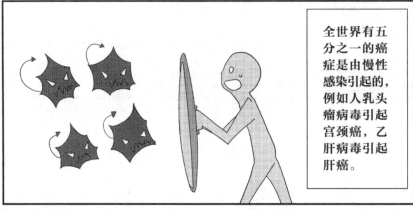

全世界有五分之一的癌症是由慢性感染引起的，例如人乳头瘤病毒引起宫颈癌，乙肝病毒引起肝癌。

如果在早期得以发现并得到充分治疗，诸如乳腺癌、宫颈癌和结肠直肠癌等具有重要公共卫生相关性的癌症可以被治愈。

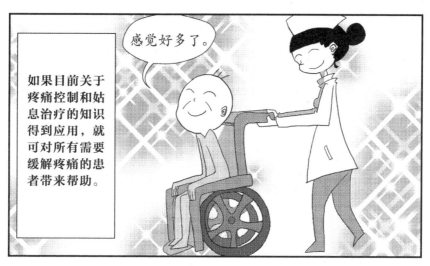

如果目前关于疼痛控制和姑息治疗的知识得到应用，就可对所有需要缓解疼痛的患者带来帮助。

感觉好多了。

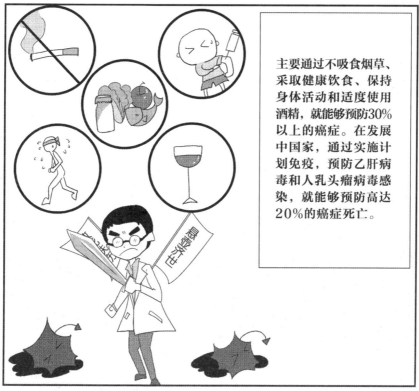

主要通过不吸食烟草、采取健康饮食、保持身体活动和适度使用酒精，就能够预防30%以上的癌症。在发展中国家，通过实施计划免疫，预防乙肝病毒和人乳头瘤病毒感染，就能够预防高达20%的癌症死亡。

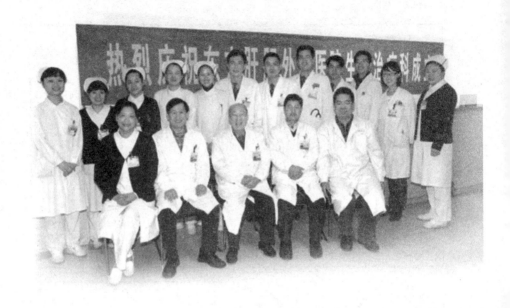

吴孟超院士携东方肝胆外科医院肿瘤生物治疗
中心全科工作人员合影

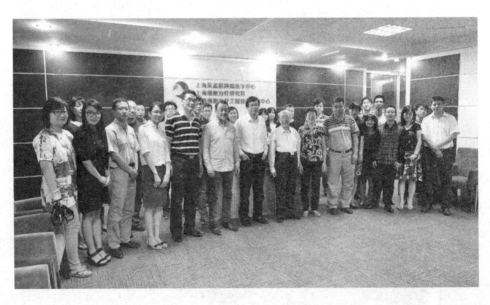

2014年9月吴孟超院士莅临上海吴孟超肿瘤医
学中心、上海细胞治疗研究院及上海细胞治疗工程
技术研究中心指导工作